ACTUALIDADES EN PRESERVACIÓN DE CADÁVERES

ACTUALIDADES EN PRESERVACIÓN DE CADÁVERES

DR. EDMUNDO DENIS RODRÍGUEZ

Número de Control de la Biblioteca del Congreso de EE. UU.:   2019909639
ISBN: Tapa Dura   978-1-5065-2947-9
            Tapa Blanda   978-1-5065-2946-2
            Libro Electrónico   978-1-5065-2945-5

Información de la imprenta disponible en la última página.

Fecha de revisión: 15/07/2019

Para realizar pedidos de este libro, contacte con:
Palibrio
1663 Liberty Drive
Suite 200
Bloomington, IN 47403
Gratis desde EE. UU. al 877.407.5847
Gratis desde México al 01.800.288.2243
Gratis desde España al 900.866.949
Desde otro país al +1.812.671.9757
Fax: 01.812.355.1576
ventas@palibrio.com
799910

ÍNDICE

Capítulo 1   **Definición de Embalsamamiento** 1
Nancy Patricia Ríos Maya
Carlos Esteban Hernández Martínez
Edmundo Denis Rodríguez

Capítulo 2   **Antecedentes históricos
del Embalsamamiento** 9
Jaime Rivera
Nancy Patricia Ríos Maya

Capítulo 3   **Fenómenos Cadavéricos y su relación con
el Embalsamamiento** 17
Raúl Infanzón Ruiz
Carlos Alberto Jiménez Baltazar

Capítulo 4   **Riesgos del Embalsamamiento** 25
Carlos Esteban Hernández Martínez
Jaime Rivera
Edmundo Denis Rodríguez

Capítulo 5   **Requerimientos técnicos del
Embalsamamiento** 31
Javier Huesca Méndez
Raúl Infanzón Ruiz

Capítulo 6   **Productos Químicos usados en el
Embalsamamiento** 41
Nayali Alejandra López Balderas
Javier Huesca Méndez

Capítulo 7   **El Análisis del Caso** 49
Guadalupe Melo Santiesteban
Laura Roesch Ramos
Edmundo Denis Rodríguez

**Capítulo 8   Preparación del cuerpo e
Inyección Vascular**.. 55
Evelyn Guadalupe Torres Capetillo
Guadalupe Melo Santiesteban
Edmundo Denis Rodríguez

Capítulo 9   Distribución, difusión y Drenaje 67
Leticia Tiburcio Morteo
Evelyn Guadalupe Torres Capetillo
Edmundo Denis Rodríguez

**Capítulo 10 Embalsamamiento de Cavidades e
Hipodérmico**.. 77
Patricia Beatriz Denis Rodríguez
Guadalupe Rosalía Capetillo Hernández
Edmundo Denis Rodríguez

**Capítulo 11 Condiciones Especiales de
Embalsamamiento**.. 89
Carlos Alberto Jiménez Baltazar
Patricia Beatriz Denis Rodríguez

Capítulo 12 Método Thiel Soft Fix................................105
Laura Roesch Ramos
Nayali Alejandra López Balderas
Edmundo Denis Rodríguez

Capítulo 13 Plastinación...113
Guadalupe Rosalía Capetillo Hernández
Leticia Tiburcio Morteo
Edmundo Denis Rodríguez

MAESTRO JAIME RIVERA
DEDICATORIA Y HOMENAJE

Este libro ha sido creado gracias a la invaluable participación del Maestro Jaime Rivera; por ese motivo creo justo que sea un medio de rendir un homenaje a su trayectoria.

He estado vinculado al mundo de las Ciencias Forenses, prácticamente desde que era niño; de la mano de mi padre, uno de los pioneros y fundadores del Instituto de Medicina Forense, he sido testigo de las prácticas necroquirúrgicas y de embalsamamiento desde que tengo memoria.

Conocí a muchas personas, todas ellas dedicadas a la práctica forense de aquellos tiempos. Aprendí muchas cosas, que hasta la fecha me siguen sirviendo; pero especialmente aprendí los conceptos de servicio y lealtad que, tristemente, se han venido perdiendo con el paso del tiempo.

Quien siempre ha llevado consigo esos conceptos es el Maestro Jaime Rivera, a quien conocí desde mucho antes de ingresar a la carrera de Medicina. Siempre presente y entregado a la práctica necroquirúrgica y de embalsamamiento, de la cual es una de las instituciones en nuestro medio.

Su experiencia es vasta; comenzó a trabajar en el Instituto de Medicina Forense desde hace muchos años y hoy está cerca su fecha de retiro; siempre ha trabajado en embalsamamiento, aplicando las técnicas de cada época, dándole siempre su toque personal.

Ha enseñado a cientos de alumnos en toda su vida, poniendo sus conocimientos y experiencia al servicio de quienes verdaderamente quieren aprender. Ha llevado la disciplina, la lealtad y la honestidad en cada uno de sus actos; ha sabido crear una bella familia de la que siempre se ha hecho abnegado responsable.

Y ha sabido resistir los embates y las dificultades que el tiempo te pone encima. El Maestro Jaime es un ejemplo de resiliencia, dado que ha sabido salir adelante de muchas adversidades, tanto laborales como personales. Y él, es el mismo de siempre: sencillo, amigable, con una sonrisa en el rostro, siempre dispuesto a escuchar y platicar con los amigos, con aquellos leales y comprometidos con la institución.

Se acerca la fecha en la que le diga adiós a su práctica profesional; el Instituto va a perder a un miembro invaluable; en este momento no hay nadie que pueda suplirlo; por ello, con toda humildad, quise dedicarle este libro, a manera de homenaje, para que siempre recuerde su enorme trayectoria y que dejará un legado entre los que hemos sido sus compañeros.

Para usted, Maestro, mi más sincero reconocimiento.

Dr. Edmundo Denis Rodríguez
12 de Agosto del 2019

COAUTORES PARTICIPANTES
Por orden alfabético

GUADALUPE ROSALÍA CAPETILLO HERNÁNDEZ
Cirujano Dentista, Máster en Psicología Clínica, Doctora en Salud Mental Comunitaria; Profesora de tiempo completo, Facultad de Odontología, Universidad Veracruzana; Responsable del cuerpo académico UV-288 Educación, Salud y Epidemiología Oral.

PATRICIA BEATRIZ DENIS RODRÍGUEZ
Licenciada en Medicina, Máster en Medicina Forense, Doctora en Educación. Investigadora de tiempo completo y Coordinadora de Posgrado, Instituto de Medicina Forense, Universidad Veracruzana

CARLOS ESTEBAN HERNÁNDEZ MARTÍNEZ
Licenciado en Pedagogía, Máster en Educación, Doctor en Educación en el área de administración de la educación superior; Secretario Académico de la Facultad de Pedagogía, Universidad Veracruzana.

JAVIER HUESCA MÉNDEZ
Licenciatura en Comunicación Social, Máster en Ciencias Penales, con experiencia en procesos comunicacionales en sistemas penitenciarios y personas de riesgo social; Académico de tiempo completo, Instituto de Medicina Forense, Universidad Veracruzana.

RAUL INFANZÓN RUIZ
Licenciado en Química Clínica, Máster en Educación y Doctor en Ciencias Forenses; Investigador de tiempo completo, Instituto de Medicina Forense, Universidad Veracruzana.

CARLOS ALBERTO JIMÉNEZ BALTAZAR
Licenciatura en Antropología, Máster en Antropología Física, Doctor en Antropología Física con especialización en Antropología Forense; Investigador de tiempo completo, Instituto de Medicina Forense, Universidad Veracruzana

NAYALI ALEJANDRA LOPEZ BALDERAS
Química Farmacobióloga por la Facultad de Química de la UNAM, Doctora en Ciencias por el Instituto de Ciencias Biomédicas de la UNAM. Investigadora de tiempo completo, Instituto de Medicina Forense, Universidad Veracruzana. Sistema Nacional de Investigadores Nivel 1.

GUADALUPE MELO SANTIESTEBAN

Licenciatura en Medicina, Especialista en Patología, Máster en medicina Forense y Doctora en Educación; Investigadora de tiempo completo y Directora del Instituto de Medicina Forense, Universidad Veracruzana

NANCY PATRICIA RÍOS MAYA

Licenciada en Enfermería. Licenciada en Psicología Clínica, Diplomado en manejo de Trastornos Afectivos y Diplomado en Psicología Clínica y Formación Psicoterapéutica, Universidad Veracruzana.

JAIME RIVERA

Técnico Histopatólogo Embalsamador. Licenciado en Pedagogía, Máster en Educación. Académico de tiempo completo en e área de Necrocirugía y Embalsamamiento, Instituto de Medicina Forense, Universidad Veracruzana.

LAURA ROESCH RAMOS

Cirujano Dentista, Máster en Estomatología Integral, Doctora en Ciencias Jurídicas, Administrativas y de la Educación; Coordinadora de la Maestría en Estomatología Integral; Docente de la Facultad de Odontología, Universidad Veracruzana.

LETICIA TIBURCIO MORTEO

Cirujano Dentista, Especialista en Rehabilitación Bucal, Máster en Prostodoncia y Doctora en Educación; Presidente del Colegio Nacional de Cirujanos Dentistas; anterior Directora, Secretaria Académica, Jefe de Clínicas y Coordinadora de Tutorías, Facultad de Odontología, Universidad Veracruzana

EVELYN GUADALUPE TORRES CAPETILLO

Cirujano Dentista, Máster en Ciencias Odontológicas con especialidad en Ortodoncia, Doctora en Ciencias Jurídicas Administrativas y Educación; Académica de Asignatura, Facultad de Odontología, Universidad Veracruzana.

CAPÍTULO 1

DEFINICIÓN DE EMBALSAMAMIENTO

Nancy Patricia Ríos Maya
Carlos Esteban Hernández Martínez
Edmundo Denis Rodríguez

Preservar un cuerpo humano es una de las labores más nobles para los que, de alguna manera, nos hemos visto involucrados en la labor funeraria. Se trata de una serie de técnicas cuya implementación permite que un cuerpo conserve sus características in vivo por un periodo relativamente prolongado, lo cual permite que sus familiares puedan rendirle una adecuada despedida [1].

Existen diversas técnicas diseñadas para este fin; la más usada en el mundo ha sido el embalsamamiento, el cual tiene diversas modalidades y técnicas, de las que hablaremos ampliamente a lo largo de este libro. Esperamos que sea de inmensa utilidad para todos los que laboran actualmente en el campo funerario y para aquellos que se encuentran en periodo de preparación y desean darle un enfoque científico a su trabajo.

De acuerdo con la Junta Americana en Servicios Funerarios, el embalsamiento se define como "el tratamiento químico del cadáver para reducir la presencia de microorganismos, a fin de inhibir temporalmente la descomposición orgánica y lograr que el cadáver recupere un aspecto físico aceptable" [2].

El embalsamamiento, en la manera en que se realiza actualmente en los servicios funerarios, proporciona la preservación temporal de un difunto, lo que permite a la sociedad realizar ritos y ceremonias laicas y religiosas [3]. El embalsamamiento le proporciona tiempo a la familia para poder rendir tributo a un ser querido [4].

A partir de lo anterior, se entiende que el proceso de embalsamamiento busca retardar la descomposición, entendiéndola como el proceso de separación de compuestos en sustancias más simples mediante la acción de enzimas microbianas y/o autolíticas. La preservación indefinida, mediante el uso de procedimientos de embalsamamiento estándar, no es posible [5].

La cantidad de tiempo durante la cual el cuerpo se mantendrá como una entidad preservada, depende de diversos factores, tanto intrínsecos como extrínsecos.

Los factores intrínsecos incluyen los procesos patológicos en el interior del cuerpo, las condiciones de circulación, la cantidad de humedad del cuerpo, la distribución de los líquidos preservantes, etc [6]. Los factores extrínsecos incluyen el tipo de preservantes utilizados, la potencia y el volumen de productos químicos para embalsamar, el clima y ambiente dentro de la cámara funeraria, cantidad de moho, bacterias, insectos y el aire [7].

En condiciones ideales, el cuerpo embalsamado se puede preservar por un periodo temporal, y algunos cuerpos se pueden conservar por muchos años [8]. Por el contrario, en condiciones desfavorables, la preservación puede durar tan solo unos días. La ciencia no tiene forma alguna de determinar el grado o la cantidad de tiempo que se puede mantener la preservación del cuerpo embalsamado [9].

Las sustancias preservantes interactúan con las proteínas del cuerpo, combinándose para formar un entramado de material inerte firme, el tejido embalsamado, que ya no pueden romper fácilmente las enzimas bacterianas o autolíticas del cuerpo [10].

Las proteínas del cuerpo tienen muchos centros reactivos y una gran afinidad para retener agua. El embalsamamiento destruye estos centros reactivos y el nuevo material ya no tiene la capacidad para retener agua. En consecuencia, estas nuevas estructuras proteicas son más estables y duraderas [11]. Así, los tejidos se preservan temporalmente.

CLASIFICACIÓN

Existen cuatro tipos básicos de embalsamamiento: vascular, de cavidad, hipodérmico y superficial [12]. Es posible usar uno sólo de

2

ellos o, lo que es más común, una combinación de dos o más tipos para lograr un mejor resultado.

El *embalsamamiento vascular* (arterial) consiste en el uso del sistema vascular sanguíneo del cuerpo para lograr la preservación temporal, desinfección y restauración del cadáver; esto se logra a través de la inyección de una solución química para embalsamar en las arterias y drenar por medio de las venas.

El *embalsamamiento de cavidad* es el tratamiento directo del contenido de las cavidades del cuerpo (torácica, abdominal y pélvica) y el interior de las vísceras huecas; generalmente se realiza en dos fases (aspiración e inyección) mediante un instrumento largo y hueco llamado trócar [13].

El *embalsamamiento hipodérmico* es la inyección de productos químicos para embalsamar directamente en los tejidos del cadáver mediante el uso de una jeringa o un trócar pequeño. Por lo general, es un procedimiento de embalsamamiento complementario que se utiliza cuando los tejidos en el cuerpo de un adulto no se pueden tratar adecuadamente mediante inyección vascular.

Por último, el *embalsamamiento superficial* es la preservación de los tejidos corporales mediante contacto directo con los productos químicos de embalsamamiento; los preservantes en gel o compresas superficiales se pueden colocar directamente en contacto con los tejidos del cuerpo; este tipo de embalsamamiento se considera un tratamiento complementario a la inyección vascular y se usa cuando la inyección vascular no tiene éxito o es imposible [14].

ASPECTOS ANATÓMICOS DE IMPORTANCIA PARA EL EMBALSAMADOR

Resulta indispensable que cualquier embalsamador tenga una comprensión adecuada de los aspectos anatómicos del organismo que tienen vinculación directa con el proceso de embalsamamiento [15]. Antes de comenzar con la explicación, debemos familiarizarnos con algunos términos usados frecuentemente en embalsamamiento.

El término "guía anatómica" es un método que se usa para localizar una estructura (ya sea una arteria, una vena o una víscera) mediante una referencia a una estructura ya conocida adyacente o evidente a simple vista. El término "guía lineal" se refiere a una línea dibujada o visualizada en la superficie de la piel para representar la ubicación aproximada de algunas estructuras profundas. Finalmente, el término "límite anatómico" se refiere al punto de origen y el punto final de una estructura respecto a las estructuras adyacentes [16].

Para fines prácticos, el estudio de las bases anatómicas del proceso de embalsamamiento comprende 3 regiones: la región cervical, la región axilar y la región inguinal; de manera secundaria podemos estudiar la anatomía abdominal y torácica, en referencia a las vísceras contenidas en su interior.

a) Región Cervical

Las características especiales del cuello que el embalsamador debe ser capaz de localizar y describir son la clavícula, el maxilar inferior (mandíbula), el proceso mastoideo del hueso temporal, el hueso hioides, el esternón, la articulación esterno-clavicular y el músculo esternocleidomastoideo o ECM. En esta zona debemos ubicar la arteria carótida común [17].

Guía lineal. Dibuja o visualiza una línea en la superficie de la piel desde un punto sobre la articulación esterno-clavicular respectiva hasta un punto sobre la superficie anterior de la base de los lóbulos respectivos.

Guía anatómica. Las arterias carótidas comunes, derecha e izquierda, están ubicadas de manera posterior respecto al borde medial del músculo ECM, en los lados respectivos del cuello.

Límite anatómico. La carótida común derecha comienza al nivel de la articulación esterno-clavicular derecha y se extiende hasta el borde superior del cartílago tiroides. La carótida común izquierda comienza al nivel del segundo cartílago costal y se extiende hasta el borde superior del cartílago tiroides.

b) Región Axilar

Cuando el brazo está extendido, es fácil comprender los límites anatómicos de la axila. Se trata de una pirámide que tiene cuatro paredes, una base y una cúspide plana. Las referencias superficiales de la región axilar son las costillas y los músculos intercostales, así como los pliegues axilares anterior y posterior.

Conocer los rasgos superficiales de la axila permite orientarse en cuanto al contenido importante de la misma, incluyendo la arteria axilar y sus seis ramificaciones, la vena axilar y los diversos elementos del plexo braquial. De ellas, la estructura a identificar para fines del embalsamamiento es la arteria axilar.

> *Guía lineal.* Dibuja o visualiza una línea en la superficie desde un punto sobre o a través del centro de la base del espacio axilar hasta un punto sobre o a través del centro del borde lateral del espacio axilar. Esta línea es paralela al eje largo del brazo extendido.

> *Límite anatómico.* La arteria axilar se extiende desde un punto que comienza en el borde lateral de la primera costilla hasta el borde inferior del tendón del músculo redondo mayor.

c) Región Inguinal

La región inguinal es un área situada debajo del ligamento inguinal desde la cual es posible acceder a los vasos femorales para efectos de inyección y drenaje. Como norma, el tejido subcutáneo en el muslo oculta las estructuras de tejido blando subyacentes, de manera que cualquier embalsamador debe guiarse por las referencias óseas en esta área.

Las posiciones de los vasos femorales subyacentes se pueden identificar si el operador comienza por colocar el dedo pulgar de la mano izquierda sobre la espina anterosuperior derecha del hueso ilíaco y el dedo medio de la mano izquierda en el tubérculo púbico derecho.

En esta región, desde el punto de vista de la técnica de embalsamamiento, debemos identificar la arteria femoral.

> *Guía lineal.* Dibuja o visualiza una línea en la superficie de la piel del muslo, desde el centro del ligamento inguinal hasta el centro de la prominencia medial de la rodilla.

5

Guía anatómica. La arteria femoral pasa a través del centro del triángulo femoral y está unida lateralmente por el músculo sartorio (su borde medial) y medialmente por el músculo abductor largo del muslo.

Límite anatómico. La arteria femoral se extiende desde un punto detrás del centro del ligamento inguinal hasta la abertura en el músculo abductor mayor del muslo.

REFERENCIAS

1. Cattaneo C, Nuttall PA, Molendini LO (1999). Prevalence of HIV and hepatitis C markers among a cadaver populations in Milan. Journal of Clinical Pathology; 52: 267-270.
2. Chiappelli J, Chiappelli T (2012). Drinking grandma: the problem of embalming. J Environ Health, 71(5): 24-8.
3. Douceron H, Deforges L, Gherardi R (1993). Long-lasting postmortem viability of human immunodeficiency virus: a potential risk in forensic medicine practice. Forensic Sci Int, 60:61-66.
4. Dubois I (2011). Embalming: the living's final tribute to the deceased. Soins, 7(61): 50-2.
5. Freeman B, Blair A, Lubin JH (2009). Mortality from lymphoproliferative malignancies among workers in formaldehyde industries: the National Cancer Institute cohort. J Natl Cancer Inst, 101: 751-7.
6. Jones DG (2014). Using and respecting the dead human body: an anatomist's perspective. Clin Anat, 27(6): 839-43.
7. Kelly N, Reid A (2011). A health and safety survey of Irish funeral industry workers. Occup Med, 61(8): 570-5.
8. Lauzardo M, Lee P, Duncan H, Hale Y. (2001). Transmission of Mycobacterium tuberculosis to a funeral director during routine embalming. Chest; 199: 640-642.
9. Mysorekar VR, Zargar RK (1997). Embalming and Preservation of Cadavers: An All-India Survey. J Anat Soc India, 26(3): 149-155.
10. Podgorny I (2011). Modern embalming, circulation of fluids, and the voyage through the human arterial system. Nuncius, 26(1):109-31.
11. Saowakon N, Ngernsoungnern P, Watcharavitoon P (2015). Formaldehyde exposure in gross anatomy laboratory of Suranaeee University of Technology:

a comparison of area and personal sampling. Environ Sci Pollut Res Int, 22(23): 19002-12.

12. Sugata Y, Miyaso H, Odaka Y (2016). Levels of formaldehyde vapor released from embalmed cadavers in each dissection stage. Environ Sci Pollut Res Int, 23(16): 16176-82.

13. Svidovyi VI, Riabinin IA (2011). The microflora associated with anatomical embalming as a harmful factor of a working process. Gig Sanit, 2:51-3.

14. Tolhurst DE, Hart J (1990). Cadaver preservation and dissection. Eur J Plast Surg, 13: 75-8.

15. Whitehead MC (2009). Methods to reduce formaldehyde levels of cadavers. Clin Anat, 22(3): 421.

16. Wisseman S (2001). Preserved for the after life. Nature, 413(6858): 783-4

17. Witkowska A, Wiszniewska M, Krakowiak A (2014). Pulmonary tuberculosis of occupational origin in a funeral director: a case report. Med Pr, 65(3): 429-35.

CAPÍTULO 2

ANTECEDENTES HISTÓRICOS DEL EMBALSAMAMIENTO

Jaime Rivera
Nancy Patricia Ríos Maya

Hombres y mujeres han practicado métodos de preservación humana y restauración desde los primeros tiempos, con el objetivo de devolver el cuerpo su apariencia natural. Las razones de la práctica son variadas y distintas para cada cultura Los antiguos egipcios practicaban su embalsamamiento y técnicas de momificación para cumplir objetivos religiosos que implican la vida futura. En tiempos más recientes, la práctica era una cuestión de necesidad; el estudio temprano de la anatomía y la técnica de disección, por ejemplo, requería algún método o material que permitiera que el cadaver fuera estudiado por periodos más prolongados, especialmente en climas cálidos. Del mismo modo, el embalsamamiento se consideró de gran importancia para la transportación de cuerpos a grandes distancias [1].

La historia del Embalsamamiento puede dividirse en tres periodos, que tienen sus características distintas. El primer periodo comprende los hallazgos realizados en la cultura egipcia hace más de 5000 años; se trataba de una práctica religiosa, dado que consideraban que la preservación del cuerop era necesaria para la resurrección en el más allá. Conforme fueron predminando las ideas cristianas en la zona, la práctica del embalsamamiento comenzó a ser considerada pagana; el segundo periodo constituye la época del Renacimiento en Europa, en la que el embalsamamiento era utilizado principalmente como un medio para preservar el cuerpo con fiens académicos o científicos. El tercer periodo es la historia moderna, a partir de 1861, fecha en la que dio inició la Guerra Civil en Estados Unidos. Durante la misma, el embalsamamiento comenzó a ser una práctica recurrente, al menos entre los oficiales del Norte, con el objetivo de permitir la transportación de los cadáveres hasta sus lugares de origen y mejorar, al menos en parte, los estragos causados por las heridas de la guerra [2]. Cabe hacer mención que en este tercer periodo el embaklsamamiento se convirtió en una práctica generalizada, para todo el que lo deseara, y no solamente para nobles y acaudalados, como solía serlo.

El conocimiento de la historia permite comprender mejor los fundamentos del presente; si entendemos los procesos realizados en el desarrollo histórico del embalsamamiento, podremos analizar mejor los avances recientes en esta frecuente técnica funeraria [3]; en el presente capítulo haremos mención de las principales contribuciones realizadas en orden cronológico desde las aportaciones iniciales del pueblo egipcio ahsta las cotribuciones realizadas a principios del siglo XX, que dieron origen a lo que actualmente conocemos como embalsamamiento.

EMBALSAMAMIENTO EGIPCIO

Egipto ha sido acreditado como el sitio donde surgió el embalsamamiento como parte de la técnica funeraria. Quizás existieron algunos intentos previos, pero no se dejó constancia escrita de ello, por lo que las aportaciones más antiguas pertenecen a la civilización egipcia [4]. Los embalsamadores eran sacerdotes, aunque recibían entrenamiento en asuntos médicos para ser capasces de diagnosticar y curar enfermedades.

Hace más de 5000 años, los egipcios no tenían la costumbre de embalsamar a sus muertos. En lugar de ello, solían flexionar sus brazos y piernas y colocar el cuerpo en posición fetal, cubierto por una manta sencilla; los inhumaban en zanjas cavadas en el desierto, especialmente en el lado oseste del Río Nilo; dado que el cuerpo estaba rodeado por arena, en un ambiente seco y caluroso, el factor clima funcionaba como agente de preservación, extrayendo toda la humedad del cuerpo [5].

La construcción de estructuras funerarias y la utilización de ataúdes para depositar los cuerpos de los difuntos suponía alejarlos de las arenas del desierto, lo que provocó la reanudación del temido proceso de descomposición. Con el deseo de vitarlo, los antiguos egipcios decidieron intervenir en el proceso con la intención de interrumpirlo y logran la tan ansiada preservación del cuerpo, lo que se ha denominado como Momificación Artificial. Además de la conservación del cuerpo, el objetivo de las primeras momificaciones era convertir el cadáver en una estatua, para lo cual todo el cuerpo era cubierto por vendas, empapadas previamente en resina [6]. Este vendaje era apretado fuertemente contra el cuerpo con el fin de acentuar los rasgos del difunto. A esto hay que añadir que el pelo, la boca, los ojos y las cehas fueron acentuados mediante el uso de vendas de colores.

El embalsamamiento en Egipto no era un asunto de decisión opcional y volunatria, sino que las leyes establecían que era obligatorio embalsamar a cualquier individuo, ya sea nacido en Egipto o un extranjero que falleciera en dicha región; cualquier persona. Aunque tiene un sentido religioso, se piensa que el establecimiento delo embalsamamiento como técnica obligatoria se originó a partir de las inundaciones provocadas por el desbordamiento del Río Nilo, lo cual impidió la inhumación de los cuerpos [7].

No se sabe exactamente cuales fueron las condiciones que determinaron que el embalsamamiento comenzara a realizarse en la cultura egipcia; es probable que los métods usados para preservar la carne y el pescado, hayan dado pie al desarrollo de nuevas técnicas usables en un cuerpo humano.

Existe mucha información acerca de la técnica utilizada en aquel entonces; existían técnicas diversas, dependiendo del costo del procedimiento. La técnica más económica, que era usada en más del 80% de los cuerpos, consistía en la suspensión en natrón, un carbonato de sodio natural, muy hidratado. En las técnicas más costosas también se usaba el natrón, pero el cuerpo era tratado con resinas, perfumes y aditamentos ornamentales diversos.

El primer paso en el embalsamamiento egipcio era la extracción del cerebro, utilizando un instrumento metálico en forma de gancho, el cual se inservata a través de las narinas o el orificio ocular; el principio esta práctica era poco común pero fue popularizándose con el paso de los años; en el caso de la caja torácica, las primeras incisiones solían realizarse desde las costillas hasta la cresta iliaca, usando un bisturí metálico; al princiupio era una incisión lineal de 15 cm pero con el paso del tiempo se fue haciendo oblicua, dirigiéndose hacia el hueso púbico. Cuando se realizaba la evisceración, se extraían todos los órganos con excepción del corazón y los riñones; eran sumergidos en un contenedor con vino de palma, mezclados con natrón. El natrón es una sal abudante en el lecho de lagos desecados; al igual que otro tipo de sales, es altamente corrosivo, siendo capaz de resecar las uñas de los cadáveres; por ese motivo, los embalsamadores las unían a los dedos con dispositivos metálicos [8].

El cuerpo era sumergido en una alta concentración de natrón durante un periodo avriable, pero usualmente se trataba de 20 días. Después de ello, se lavaba con agua y se exponía al sol. Posteriormente, las cavidades eran rellenadas con vendajes de lino y resina; las vísceras eran devueltas al cadáver o eran colocadas en jarros especiales, decorados con el rostro de uno de los hijos de Horus, el dios egipcio del cielo. El jarrón que contenía el hígado era decorado con un rostro humano, el del estómago con el rostro de un chacal, el de los pulmones con el rostro de un mono y el de los intestinos con el rostro de un halcón, que corresponde a las imágenes de los cuatro hijos de Horus.

La práctica del embalsamamiento fue disminuyendo poco a poco con el paso del tiempo, especialmente tras la conquista de los romanos, pero existen evidencias de su realización hasta el siglo VI dC; la efectividad de la técnica queda plasmada en las momias que actualmente se exhiben en el museo de El Cairo, las cuales mantienen su elasticidad a pesar de su antigüedad estimada de 3000 a 4000 años [9].

EMBALSAMAMIENTO EN EUROPA EN LA EDAD MEDIA

Por motivos casi siempre religiosos, la práctica del embalsamamiento fue prácticamente abandonada durante cientos de años; los romanos, los griegos y los primeros cristianos no concebían la necesidad de mutilar o alterar los cuerpos, por los que los procesos de conservación eran realmente rudimentarios [10]. A partir del descubrimiento de las bacterias y de la circulación corporal, a partir de 1628, se origino un rápido avance de la profesión médica, originando una camada de médicos interesados en las prácticas quirúrgicas. Aunque su interés era meramente anatómico y científico, estos conceptos dieron pie al surgimiento del embalsamamiento como práctica funeraria.

Una de las mayores contribuciones fue la realizada por el Dr. Frederick Ruysch (1665-1717), considerado por algunos como el padre del embalsamamiento moderno [11]. Fue el primero que utilizó una vía arterial con fines de preservación corporal. Además, fue el primero en abrir la cabvidad torácica y abdominal, para extraer las vísceras, tratarlas con un vino especial y posteriormente devolverlas a su sitio original. Sin embargo, los químicos utilizados por el Dr. Ruysch nunca fueron compartidos a sus predecesores. Por el contrario, el Dr. William Hunter (1718-1783) utilizó la vía arterial y compartió los químicos utilizados, por lo cual su técnica sigue siendo usada hasta la actualidad [12].

EL EMBALSAMAMIENTO MODERNO

Aún cuando en Europa se realizaron prácticas de embalsamamiento, la mayoría de las veces tenían fines científicos o anatómicos; sin embargo, en Estados Unidos fue donde su uso como práctica funeraria se extendió rápidamente, quizás en parte debido a las creencias e ideologías de los nativos de Norteamérica [13].

El conocimiento de la circulación sanguínea y de la participación de las bacterias contribuyó mucho al embalsamamiento moderno. Tiempo después se propuso el uso del formaldehido como medio de embalsamamiento. Alexander Butlerov (1828-1866) realizó una descripción completa sobre la solución, el gas y el polímero de formaldehido, describiendo sus reacciones químicas, entre las que mencionó la formación de hexametilenetramina en combinación con el amonio; sin embargo, el uso de formaldehido como líquido de embalsamamiento se popularizó hasta comienzos del siglo XX.

Dr. Thomas Holmes (1817-1900) contribuyó mucho al crecimiento del embalsamamiento moderno; utilizó líquidos de preservación que estaban constituidos por cloruro de zinc y arsénico; durante el inicio de la Guerra Civil en Estados Unidos, fue asignado al Cuerpo Médico del Ejército en Washington, en donde realizó el embalsamamiento de muchos soldados fallecidos en batalla [14]. Viendo los alcances de su técnica, renunció a su puest y continuó realizados embalsmamientos de manera privada; se especula que embalsamó a más de 4000 soldados.

A finales del siglo XIX, existían dos técnicas de preservación. Una de ellas, frecuentemente utilizada, consistía en cubrir el cuerpo con hielo durante un tiempo suficiente; era una técnica barata y popular; la otra técnica consistía en la inyección arterial de sustancias conservadoras, cual para entonces representaba una forma cara, complicada y poco popular de conservar el cuerpo de los fallecidos [15]. Sin embargo, con la primera técnica no se lograba conservar los cuerpos por tiempos prolongados, lo cual obligaba a que la inhumación se realizara rápidamente, sin dar tiempo a un proceso de despedida de los familiares, especialmente en climas cálidos. Eso originó que el proceso de embalsamamiento poco a poco fuera convirtiéndose en lo que actualmente se realiza, de lo cual hablaremos con detalle en los siguientes capítulos.

REFERENCIAS

1. Chiappelli J, Chiappelli T (2012). Drinking grandma: the problem of embalming. J Environ Health, 71(5): 24-8.
2. Douceron H, Deforges L, Gherardi R (1993). Long-lasting postmortem viability of human immunodeficiency virus: a potential risk in forensic medicine practice. Forensic Sci Int, 60:61-66.
3. Dubois I (2011). Embalming: the living's final tribute to the deceased. Soins, 7(61): 50-2.
4. Freeman B, Blair A, Lubin JH (2009). Mortality from lymphoproliferative malignancies among workers in formaldehyde industries: the National Cancer Institute cohort. J Natl Cancer Inst, 101: 751-7.
5. Jones DG (2014). Using and respecting the dead human body: an anatomist's perspective. Clin Anat, 27(6): 839-43.
6. Kelly N, Reid A (2011). A health and safety survey of Irish funeral industry workers. Occup Med, 61(8): 570-5.
7. Mysorekar VR, Zargar RK (1997). Embalming and Preservation of Cadavers: An All-India Survey. J Anat Soc India, 26(3): 149-155.
8. Podgorny I (2011). Modern embalming, circulation of fluids, and the voyage through the human arterial system. Nuncius, 26(1):109-31.
9. Saowakon N, Ngernsoungnern P, Watcharavitoon P (2015). Formaldehyde exposure in gross anatomy laboratory of Suranaeee University of Technology: a comparison of area and personal sampling. Environ Sci Pollut Res Int, 22(23): 19002-12.

10. Sugata Y, Miyaso H, Odaka Y (2016). Levels of formaldehyde vapor released from embalmed cadavers in each dissection stage. Environ Sci Pollut Res Int, 23(16): 16176-82.

11. Svidovyi VI, Riabinin IA (2011). The microflora associated with anatomical embalming as a harmful factor of a working process. Gig Sanit, 2:51-3.

12. Tolhurst DE, Hart J (1990). Cadaver preservation and dissection. Eur J Plast Surg, 13: 75-8.

13. Whitehead MC (2009). Methods to reduce formaldehyde levels of cadavers. Clin Anat, 22(3): 421.

14. Wisseman S (2001). Preserved for the after life. Nature, 413(6858): 783-4

15. Witkowska A, Wiszniewska M, Krakowiak A (2014). Pulmonary tuberculosis of occupational origin in a funeral director: a case report. Med Pr, 65(3): 429-35.

CAPÍTULO 3

FENÓMENOS CADAVÉRICOS Y SU RELACIÓN CON EL EMBALSAMAMIENTO

Raúl Infanzón Ruiz
Carlos Alberto Jiménez Baltazar

Los fenómenos cadavéricos se definen como todos aquellos cambios, tanto físicos como químicos y biológicos, que se presentan en el organismo humano una vez que sucede la muerte; es decir, se refiere a todos los procesos que comienzan a partir del momento en que un individuo fallece [1].

Los fenómenos cadavéricos han sido usados, desde hace muchos años, como una herramienta para determinar el tiempo de fallecimiento, mejor conocido como Intervalo Postmortem en la literatura internacional. La determinación del Intervalo Postmortem tiene gran importancia forense y criminalística, pues permite explicar, al menos en parte, los sucesos que rodearon la muerte del individuo y determinar si existe un delito que perseguir [2].

Cuando se tiene que realizar la preservación de un cadáver, deben conocerse con precisión los cambios postmortem, pues de ello depende el éxito de la técnica. Aunque en otros capítulos del libro hablaremos sobre el desarrollo de la técnica y las condiciones especiales de embalsamamiento, dedicamos este capítulo a la explicación concisa de los cambios que suceden en el periodo agónico, los cuales están estrechamente vinculados con los fenómenos acaecidos en el periodo postmortem.

EL PERIODO AGÓNICO: Relación con el Embalsamamiento

La muerte clínica ocurre cuando cesa la respiración espontánea y los latidos cardiacos. En ese momento, si no se puede reestablecer la respiración ni los latidos cardíacos, se produce la muerte cerebral [3]. La muerte biológica se refiere al periodo en el proceso donde comienzan a cesar los procesos vitales simples de los diversos órganos y tejidos del cuerpo.

A medida que el proceso de fallecimiento avanza, se producen cambios en el cuerpo. Estos cambios tienen una gran importancia para los embalsamadores porque, en sus variaciones, contribuyen a varias complicaciones que se deben abordar con los procedimientos y las técnicas de embalsamamiento [4].

Los cambios del periodo agónico se pueden categorizar según sus efectos en: cambios de temperatura, cambios circulatorios, cambios de humedad y traslocación de microorganismos.

a) *Cambios de temperatura*: Pueden ocurrir dos cambios térmicos durante el periodo agónico. El *Algor Agónico* es el enfriamiento o la disminución de la temperatura del cuerpo previo al fallecimiento, especialmente en personas de edad avanzada. La *Fiebre Agónica* es un aumento de la temperatura del cuerpo justo antes del fallecimiento, especialmente en pacientes con infecciones, toxemia o ciertos tipos de envenenamiento [5].

b) *Cambios circulatorios:* Pueden ocurrir tres cambios circulatorios en el periodo agónico: La *Hipostasis Agónica* es el asentamiento de la sangre en los tejidos dependientes del cuerpo, como consecuencia del retraso de la circulación premortem. La *Coagulación Agónica* se produce a medida que la circulación de la sangre se hace más lenta y los elementos formados de la sangre comienzan a coagularse. Finalmente, la *Expansión Capilar agónica* es la apertura de los poros en las paredes de los vasos capilares, en un intento del cuerpo de obtener más oxígeno para los tejidos [6].

c) *Cambios de humedad:* Se pueden producir dos cambios de humedad de los tejidos durante el periodo agónico. El *Edema Agónico* es un aumento de la cantidad de líquidos tisulares, producto de la expansión capilar o enfermedades previas. La

Deshidratación Agónica es una disminución de la cantidad de líquidos, asociada a enfermedades previas.

d) *Traslocación de microorganismos:* Es el movimiento de microorganismos de un área del cuerpo a otra [7]. Se produce cuando se alteran las defensas naturales del cuerpo; los microorganismos avanzan ya sea por su propia motilidad, por medio de la circulación sanguínea o por gravedad.

FENÓMENOS CADAVÉRICOS:
Relación con el Embalsamamiento

En el periodo entre el fallecimiento y el embalsamamiento, la composición y la condición del cuerpo siguen cambiando. A reserva de las condiciones climáticas, la naturaleza y severidad de los cambios se incrementa en forma proporcional al intervalo postmortem. Le llamamos *Intervalo Postmortem* al tiempo transcurrido a partir del fallecimiento de un individuo [8].

El proceso de embalsamamiento pretende retardar, interrumpir o revertir esos cambios. El conjunto de los cambios que suceden una vez que el individuo fallece se conoce en conjunto como *Fenómenos Cadavéricos [9].*

Los fenómenos cadavéricos se clasifican, en lo general, en Físicos y Químicos. Los *cambios físicos* se suscitan por las fuerzas de la naturaleza y tienen como rasgo que no crean subproductos químicos ni cambian la composición química del cuerpo. Los *cambios químicos* se suscitan a través de la actividad química, teniendo como resultado la formación de sustancias nuevas [10].

Fenómenos Cadavéricos de tipo Físico

a) *Algor Mortis.* Se define como el enfriamiento postmortem del cadáver. Por lo general, la temperatura del entorno que lo rodea es más frío que la temperatura del cuerpo y, con el tiempo, la temperatura del cuerpo se enfría a la temperatura del ambiente circundante. La velocidad de enfriamiento del cuerpo depende varios factores [11]. Los factores intrínsecos son la masa corporal y la temperatura del cuerpo al morir. Los factores extrínsecos son el ambiente circundante (humedad, temperatura, ventilación) y las coberturas del cuerpo (ropas o revestimientos que protejan al cuerpo del ambiente).

b) *Hipostasis.* Se llama así al proceso por el cual la sangre se asienta, como resultado del movimiento gravitacional dentro de los vasos sanguíneos, a las partes dependientes o inferiores del cuerpo. La designación de "partes dependientes" depende de la posición del cuerpo (no es lo mismo que esté de pie a que esté acostado). El movimiento gravitacional de la sangre puede verse afectado por las constricciones, ligaduras u otros factores que impiden el movimiento libre de la sangre dentro de los vasos sanguíneos [12]. También puede verse afectado por la fluidez de la sangre, por lo que estados que afecten la viscosidad premortem de la sangre pueden afectar la velocidad de hipostasis. La importancia de la hipostasis para el embalsamador se encuentra en las decoloraciones postmortem producidas por este fenómeno.

c) *Lividez Postmortem.* También llamadas livideces cadavéricas. El asentamiento de la sangre produce una decoloración que aparece entre 30 y 120 minutos después de producido el fallecimiento. Es la decoloración intravascular de la sangre que ocurre como consecuencia de la Hipostasis [13]. En un principio se caracteriza por parches rojos o violáceos poco definidos, que posteriormente adquiere una coloración rojo azulosa. La intensidad de la lividez depende del volumen y de la viscosidad de la sangre. Por lo tanto, en cadáveres que presentaron hemorragia intensa, las livideces serán poco evidentes; la misma situación puede darse en enfermedades previas que promuevan la coagulación (sepsis, CID, lupus, etc).

d) *Deshidratación.* La pérdida de agua de los tejidos corporales y de los fluidos mediante evaporación en la superficie se llama deshidratación. Este fenómeno depende de dos factores: la evaporación en la superficie, la imbibición y la Hipostasis. La evaporación es el resultado del paso del aire sobre la superficie del cuerpo, por lo que constituye una ventaja para el embalsamador que el cuerpo se encuentre cubierto [14]. La imbibición es la capacidad de las células de extraer humedad del área circundante para sí mismas, originando edema postmortem. La deshidratación producirá decoloraciones de la superficie que fluctúan desde amarillo hasta tonos café y negro. El tejido se ve marchito, arrugado y endurecido al tacto.

e) *Aumento de la Viscosidad Sanguínea.* La sangre está compuesta por una parte sólida (células) y una parte líquida (plasma). Al morir, la parte líquida se pierde por extravasación o evaporación. Ello aumenta la parte sólida y, por lo tanto, la viscosidad. Los glóbulos rojos se unen entre sí, lo que promueve la formación de coágulos, disminuyendo así la intensidad de las livideces cadavéricas [15].

f) *Invasión endógena de microorganismos.* Consiste en el paso de microorganismos de un sitio al otro dentro del mismo cuerpo. Este movimiento depende de varios factores: fenómenos cadavéricos (físicos y químicos), movimiento y cambio de posición del cadáver, recirculación pasiva de la sangre desde lugares contaminados, fragmentación y reubicación de un trombo y la motilidad de los microorganismos [16]. De todos ellos, la bacteria que más problemas representa para el embalsamador es Clostridium perfringens, bacilo anaeróbico que en las primeras 2 hrs postmortem produce gases que distienden los tejidos y provocan deformidad, especialmente facial.

Fenómenos Cadavéricos de tipo Químico

a) *Calor postmortem.* Tras el fallecimiento, las células todavía tienen suministro de oxígeno y, por tanto, su metabolismo continúa. Esto genera calor y, por consiguiente, origina el fenómeno de Calor Postmortem.

b) *Coloración postmortem.* La sangre extravascular sufre un proceso denominado Hemólisis, el cual consiste en la destrucción de los glóbulos rojos estancados en zonas declives. Este proceso inicia a las 6-10 hrs postmortem. Puede ser más rápido en personas que fallecen por intoxicación por Monóxido de Carbono o en cuerpos refrigerados. Esta coloración rojiza, a diferencia de las livideces cadavéricas, se considera Permanente, debido a su carácter extravascular. Un ejemplo de coloración permanente son las manchas de Tardieu en el tejido pulmonar de individuos ahogados [17].

c) *Cambio en el pH corporal.* El pH normal del cuerpo es alrededor de 7.4, pero después del fallecimiento (aproximadamente a las 3 hrs), este valor disminuye, volviéndose por lo tanto ácido. Como resultado de la acidez tisular, se crean condiciones ideales para la descomposición proteica. Al descomponerse las proteínas, se libera amoniaco, el cual neutraliza dicha acidez. Cuando inicia la putrefacción, el pH del cuerpo termina siendo mayor a 7.4.

d) *Rigor Mortis.* Consiste en el endurecimiento postmortem de los músculos debido a procesos naturales. Se ven afectados todos los músculos del cuerpo. Tan pronto un individuo fallece se presenta un periodo de relajación (flacidez primaria); a las 4-6 hrs comienza el proceso de endurecimiento, el cual dura hasta las 36-72 hrs, momento en el que vuelve a relajarse (flacidez secundaria). La rigidez se produce por la incapacidad de los músculos para sintetizar ATP, lo cual origina la formación de proteínas insolubles [18]. El momento ideal para embalsamar es durante la flacidez primaria, ya que la rigidez impide la adecuada distribución del líquido preservante. El rigor mortis puede romperse a la fuerza al flexionar, doblar, girar y masajear las articulaciones y los músculos. Después de eso, el rigor no vuelve a desarrollarse. No confundir con el *espasmo cadavérico,* que se trata de una rigidez instantánea, inmediata a la muerte, que fija una actitud o postura que tenía el individuo en el momento de morir.

e) *Putrefacción.* Se le llama así a la descomposición de las cadenas proteicas, ya sea por acción enzimática o bacteriana. Cuando la descomposición se produce por las propias enzimas de la célula, se le denomina *autolisis.* Cuando se realiza por medio de las enzimas bacterianas, habitualmente provienen de las bacterias saprófitas que se encuentran en el tubo digestivo, las cuales después del fallecimiento se desplazan y aumentan usando la materia orgánica muerta para su nutrición. La putrefacción es evidente habitualmente a partir de las 24 hrs con el inicio del periodo cromático, para posteriormente pasar al periodo enfisematoso después del 4° día [19].

REFERENCIAS

1. Balta JY, Cronin M, Cryan JF (2015). Human preservation techniques in anatomy: a 21st century medical education perspective. Clin Anat, 28(6): 725-34.

2. Beltrán JA (2009). Historia de la preservación de cadáveres humanos. Morfolia, 1(3): 6-10.

3. Chiappelli J, Chiappelli T (2012). Drinking grandma: the problem of embalming. J Environ Health, 71(5): 24-8.

4. Correia JC, Steyl JL, De Villiers HC (2014). Assessing the survival of Mycobacterium tuberculosis in unembalmed and embalmed human remains. Clin Anat, 27(3): 304-7

5. Dubois I (2011). Embalming: the living's final tribute to the deceased. Soins, 7(61): 50-2.

6. Freeman B, Blair A, Lubin JH (2009). Mortality from lymphoproliferative malignancies among workers in formaldehyde industries: the National Cancer Institute cohort. J Natl Cancer Inst, 101: 751-7.

7. Haffner MJ, Oakes P, Demerdash A (2015). Formaldehyde exposure and its effects during pregnancy: recommendations for laboratory attendance based on available data. Clin Anat, 28(8): 972-9

8. Hosgood HD, Zhang L, Tang X (2013). Occupational exposure to formaldehyde and alterations in lymphocyte subsets. Am J Ind Med, 56(2): 252-7.

9. Jones DG (2014). Using and respecting the dead human body: an anatomist's perspective. Clin Anat, 27(6): 839-43.

10. Kelly N, Reid A (2011). A health and safety survey of Irish funeral industry workers. Occup Med, 61(8): 570-5.

11. Mayer RG. (2000). Embalming History, Theory and Practice (Tercera Edición). New York: McGraw Hill.

12. McDonagh AF (2010). Green jaundice revisited. Am J Med, 123(9): 23.

13. Mysorekar VR, Zargar RK (1997). Embalming and Preservation of Cadavers: An All-India Survey. J Anat Soc India, 26(3): 149-155.

14. Reznick R, MacRae H (2006). Teaching surgical skills — Changes in the wind. N Engl J Med, 355: 2664-9.

15. Santarsiero A, Minelli L, Cutilli D, Cappiello G. (2000). Hygienic aspects related to burial. Microchemical Journal; 67: 135-139.

16. Saowakon N, Ngernsoungnern P, Watcharavitoon P (2015). Formaldehyde exposure in gross anatomy laboratory of Suranaeee University of Technology:

a comparison of area and personal sampling. Environ Sci Pollut Res Int, 22(23): 19002-12.

17. Singh B, Khurana BS, Mahajan A (2010). Embalming and other methods of dead body preservation. Int J Med Toxicol, 12(3): 15-19

18. Whitehead MC (2009). Methods to reduce formaldehyde levels of cadavers. Clin Anat, 22(3): 421.

19. Wisseman S (2001). Preserved for the after life. Nature, 413(6858): 783-4

CAPÍTULO 4
RIESGOS DEL EMBALSAMAMIENTO

Carlos Esteban Hernández Martínez
Jaime Rivera
Edmundo Denis Rodríguez

Un cadáver sin embalsamar puede ser un gran depósito de materiales infecciosos que son patogénicos para los seres humanos. El proceso de sanitización y preservación de cadáveres genera diversos problemas de salud para las personas involucradas en el procedimiento de embalsamamiento [1].

Además, el embalsamador está expuesto a ciertas sustancias que a través de los años han demostrado tener la capacidad de provocar efectos tóxicos, especialmente cuando se trata de un contacto prolongado durante varios años [2].

Eso obliga a que cualquier embalsamador conozca con precisión los riesgos a los que se encuentra expuesto en su práctica diaria.

RIESGOS BIOLÓGICOS

Son múltiples los microorganismos a los que se encuentra expuesto un embalsamador [3]. Los de mayor importancia por su frecuencia estadística son:

a) *Klebsiella pneumoniae:* Microorganismo habitualmente intrahospitalario que puede provocar infecciones de tracto urinario, aparato respiratorio y tubo digestivo.

b) *Acinetobacter baumanii:* Bacteria que puede encontrarse habitualmente en líquido cefalorraquídeo, pared abdominal y tracto urinario, así como en heridas graves y lesiones traumáticas. Su riesgo consiste en la alta resistencia a antibióticos [4].

c) *Staphylococcus aureus:* especialmente la cepa resistente a meticilina; bacteria responsable de frecuentes infecciones intrahospitalarias, la cual puede ser habitante de la piel, cavidad nasal, sangre y orina así como exudados de sitios infectados.

d) *Pseudomonas aeruginosa:* Bacteria frecuentemente oportunista, que puede provocar infecciones intrahospitalarias graves.

e) *Clostridium difficile:* Responsable de la producción de dos toxinas sumamente activas; se le puede encontrar en las heces, pañales y batas de hospital [5].

f) *Virus de inmunodeficiencia Humana (VIH):* Retrovirus que frecuentemente puede pasar desapercibido por el personal de embalsamamiento.

g) *Virus de la Hepatitis, tipos A, B y C:* El tipo A puede encontrarse en heces; los tipos B y C son sanguíneos. Los embalsamadores deben estar inmunizados contra hepatitis B.

h) *Mycobacterium tuberculosis:* Micobacteria que puede encontrarse habitualmente en árbol respiratorio, aunque hay otras localizaciones, especialmente asociada a inmunosupresión. Hay que cuidar cualquier secreción o esputo oral/nasal [6].

i) *Microorganismos en embarazadas:* Especial mención a Citomegalovirus, virus del herpes, parvovirus B19, rubéola, sífilis, toxoplasma y virus de la varicela. Son de especial mención para embalsamadoras con embarazo en el primer trimestre.

El embalsamador debe tratar todos los cadáveres con la misma precaución que aplicaría para infecciones extremadamente peligrosas y potencialmente mortales, como VIH [7]. Las prácticas laborales comunes que contribuyen con un entorno higiénico incluyen: (1) el lavado de manos, (2) la manipulación correcta y eliminación de desechos contaminados, (3) la prevención de salpicaduras o derrames al trabajar con agentes potencialmente infecciosos, (4) el uso constante y adecuado del equipo de protección personal, y (5) la limpieza y el orden adecuados.

Los embalsamadores deben usar el *equipo de protección adecuado*, que consiste en un gorro quirúrgico (con todo el cabello dentro del mismo), máscara quirúrgica (o al menos un cubrebocas, abarcando boca y nariz), lentes especiales para evitar fluidos, bata quirúrgica idealmente (o cualquier protección que abarque brazos, tronco y piernas) y, finalmente, calzados antideslizantes resistentes al agua. Como regla general se busca que el embalsamador no debe tener piel expuesta. El equipo de protección, una vez que se deja de utilizar, debe colocarse en un área designada o un contenedor para su eliminación.

El área de trabajo debe mantenerse limpia y desinfectada; deben eliminarse los objetos punzocortantes; finalmente, debe evitarse comer, beber, fumar, aplicar productos de belleza personal y manipular lentes de contacto en las áreas de trabajo.

RIESGOS QUÍMICOS

Los objetivos del proceso de embalsamamiento son preservar, sanitizar y restaurar el cadáver. Estos objetivos se logran mediante la aplicación de productos químicos. Muchos de estos productos se han categorizado o contienen componentes que se han categorizado como sustancias peligrosas [8].

Son varias las sustancias potencialmente peligrosas, entre las que sobresale por mucho el formaldehido. Haremos por ello una mención aparte.

El formaldehído es también llamado ácido fórmico, formol, formalina (cuando no tiene metanol), metilenglicol u oximetileno. El formaldehido es frecuentemente utilizado en toda la industria química, especialmente en la fabricación de textiles, cosméticos, productos de higiene personal, etc [9], aunque en relación a nuestro trabajo, sus principales usos se encuentran en la Histotecnología (para preservar tejidos, al 5-10%) y en el Embalsamamiento (concentraciones del 10-40%).

El formaldehido se ha asociado a efectos tóxicos tempranos y tardíos. Entre sus efectos tempranos se encuentran: irritación de la piel (por su contacto), lagrimeo, irritación ocular, tos y dificultad para respirar [10]. Si se ingiere puede provocar quemaduras intensas de tubo digestivo alto con manchas y áreas de necrosis. Entre sus efectos tardíos o crónicos, sobresale la conocida asociación entre formaldehido y cáncer, especialmente de pulmón, nasofaringe, orofaringe y cavidad nasal, aunque también se ha relacionado con opacidad corneal, urticaria, dermatitis crónica, insuficiencia respiratoria crónica, asma o bronquitis, necrosis de miocardio, neumonía lobar, daño hepático y daño renal [11].

También debe tenerse cuidado con otras sustancias de uso frecuente en el embalsamamiento: acetona, amonio, tetraclorometano, sales cloradas, cloroformo, cresol, dietanolamina, acetato de etilo, etilenglicol, isobutano, metanol, isopropanol, bencenos y tricloroetileno [12].

RIESGOS LEGALES

Existen algunas implicaciones legales referentes al trabajo realizado por el embalsamador. Toda la reglamentación correspondiente se encuentra incluido en el *Reglamento en materia de Control Sanitario de la Disposición de órganos, tejidos y cadáveres de seres humanos*, emanado directamente de la Ley General de Salud.

En su artículo 7° se establece que los órganos o tejidos, o el cuerpo humano en su totalidad, tendrán su destino final ya sea en el embalsamamiento, la incineración o la inhumación.

El artículo 62 establece que cualquier procedimiento, incluido el embalsamamiento, solo podrá realizarse cuando se tenga el Certificado de Defunción. El artículo 65 establece que los cadáveres sólo podrán ser conservados por medio de refrigeración en cámaras cerradas, embalsamamiento, inmersión total en sustancias antisépticas.

El artículo 71 establece que las técnicas de embalsamamiento sólo podrán ser realizadas por médicos titulados, técnicos o auxiliares de embalsamamiento o alguna persona autorizada por la Secretaría de Salud.

Las anteriores son algunas de las normativas que aplican al trabajo de un embalsamador. La violación de las mismas representa un riesgo legal.

REFERENCIAS

1. Balta JY, Cronin M, Cryan JF (2015). Human preservation techniques in anatomy: a 21st century medical education perspective. Clin Anat, 28(6): 725-34.
2. Beltrán JA (2009). Historia de la preservación de cadáveres humanos. Morfolia, 1(3): 6-10.
3. Chiappelli J, Chiappelli T (2012). Drinking grandma: the problem of embalming. J Environ Health, 71(5): 24-8.
4. Coggon D, Harris EC, Poole JT (2003). Extended follow-up of a cohort of British chemical workers exposed to formaldehyde. J Natl Cancer Inst, 95:1608–1615.
5. Hauptmann M, Stewart PA, Lubin JH (2009). Mortality from lymphohematopoietic malignancies and brain cancer among embalmers exposed to formaldehyde. J Natl Cancer Inst, 101(24): 1696-708.
6. Lauzardo M, Lee P, Duncan H, Hale Y. (2001). Transmission of Mycobacterium tuberculosis to a funeral director during routine embalming. Chest; 199: 640-642.
7. Oatfield H (2009). A key to pharmaceutical and medicine chemistry literature. (Primera Edición). American Chemical Society, Pags 112-142.
8. Ohman C, Dall'Ara E, Baleani M (2008). The effects of embalming using a 4% formalin solution on the compressive mechanical properties of human cortical bone. Clin Biomech, 23(10): 1294-8
9. Podgorny I (2011). Modern embalming, circulation of fluids, and the voyage through the human arterial system. Nuncius, 26(1):109-31.
10. Reznick R, MacRae H (2006). Teaching surgical skills — Changes in the wind. N Engl J Med, 355: 2664-9.
11. Tolhurst DE, Hart J (1990). Cadaver preservation and dissection. Eur J Plast Surg, 13: 75-8.
12. Underwood J (2013). Don't forget the embalming fluid for treating recurrent infections. BMJ, 346: 3393.

CAPÍTULO 5

REQUERIMIENTOS TÉCNICOS DEL EMBALSAMAMIENTO

Javier Huesca Méndez
Raúl Infanzón Ruiz

La realización de un embalsamamiento adecuado requiere contar con instalaciones y equipo que permitan su realización satisfactoria. Como veremos a lo largo de este capítulo, la carencia de una sala adecuada o el uso de instrumental insuficiente puede originar, en muchos casos, que el proceso de preservación no sea satisfactorio [1].

LA SALA DE EMBALSAMAMIENTO

Desafortunadamente, la sala de embalsamamiento es uno de los lugares a los que menos atención se les presta en las agencias funerarias y centros similares. Usualmente se disponen habitaciones pequeñas y poco ventiladas, que contrastan con la limpieza y cierto lujo que hay en las salas de velación [2].

Una sala de embalsamamiento es para la agencia funeraria lo mismo que un quirófano para un hospital. Todo embalsamador debe aspirar a contar con una sala limpia, ordenada y, sobretodo, eficiente [3]. Para tal fin, deben tomarse en cuenta ciertas características:

Localización

La sala de embalsamamiento debe situarse cerca de la entrada secundaria por donde ingresa o egresa un cadáver. Asimismo, debe situarse en un punto en el que no sea necesario pasar por ella para llegar de un lugar a otro en la agencia funeraria o institución forense. Debe tomarse en cuenta que el proceso de embalsamamiento implica ciertos ruidos (el metal de algunos instrumentos, el sonido del agua de los aspiradores), que hacen deseable que su localización sea lejana a las áreas de velación, capillas o cualquier oficina o punto de congregación de personas ajenas a la institución funeraria [4]. Finalmente, puede estar en el sótano o el primer piso, pero es preferible el primer piso para fines de ventilación y accesibilidad. Segundos pisos no son buena idea.

Tamaño

El tamaño de la sala de embalsamamiento dependerá especialmente del número de mesas de trabajo que se necesitarían. Según cálculos estimativos, se requiere una mesa de trabajo por cada 125 embalsamamientos anuales [5]. Deben tomarse en cuenta otros factores como el número de personas participantes, el espacio para movilización de una camilla o un ataúd así como el sistema de aspiración de líquidos utilizado. Un tamaño ideal mínimo es de 14-17 metros cuadrados, pero puede aumentar mucho dependiendo de las necesidades [6].

Ventilación

La ventilación de la sala de embalsamamiento es uno de los principales factores a considerar en su disposición; la acumulación de olores químicos o corporales puede ser dañina para la salud y altera la imagen de la institución forense o funeraria. Debe contarse con un ventilador grande y silencioso, que estará colocado cerca del suelo, en contacto con la pared más cercana a donde irían los pies del cadáver [7]. Si se usa un sistema de aire acondicionado, debe ser único para la sala de embalsamamiento y no un sistema integrado con otras partes de la institución funeraria (puede haber paso de olores de una habitación a otra). Puede haber ventanas pero en todo momento debe garantizarse la privacidad y que los olores no molesten a los vecinos [8].

Iluminación

Toda sala de embalsamamiento debe estar iluminada en forma apropiada, contando con lámparas de luz blanca dispuestas preferentemente sobre la mesa de trabajo. La luz blanca es preferida porque no altera los colores del cadáver y no genera calor.

Fontanería

Se prefieren tuberías de cobre o PVC por su costo y facilidad de reparación. La línea de suministro de agua debe medir al menos ¾ de pulgada, que es fundamental para el correcto funcionamiento de los sistemas de eliminación de desechos [9]. Finalmente, los sistemas de drenaje deben estar ventilados para que fluyan correctamente.

Materiales para su construcción

Deben tomarse en cuenta factores como su costo, facilidad de limpieza y capacidad de reflejar la luz. Las losetas del piso deben ser idealmente de color claro y lo más grande posible, para disminuir las uniones y facilitar la limpieza [10]. Las paredes y el techo pueden ser de cemento o azulejo, evitando superficies porosas que resultan difíciles de limpiar y desinfectar.

Colores

Ya no se acostumbra el uso del color blanco en paredes y pisos de las salas de embalsamamiento. Los tonos pastel son considerablemente más atractivos y menos cansados para la vista. La misma regla aplica para las mesas de trabajo y demás mobiliario necesario en una sala de este tipo [11].

Reglas Sanitarias

La profesión de embalsamador se encuentra entre aquellas con mayor posibilidad de adquirir procesos infecciosos de diversa índole, incluso algunos peligrosos [12]. En algunos estudios se ha observado que hasta el 80% de los cadáveres pueden representar algún riesgo de infección, no solo proveniente de una enfermedad infecciosa premortem sino de microorganismos que forman parte de la flora intestinal, respiratoria y cutánea.

Algunos microorganismos se mueren poco tiempo después que su portador pero hay algunos que duran incluso meses o años, como el bacilo de la tuberculosis. Por ello, deben tomarse algunas reglas sanitarias en toda sala de embalsamamiento:

a) Debe colocarse la ropa del cadáver en un recipiente especialmente diseñado para ello, para su identificación posterior.

b) No debe permitirse que la sangre o cualquier líquido corporal llegue al piso de la sala y, en su caso, tener los medios para limpiarlo sin riesgo alguno.

c) En la sala debe contarse con el equipo de protección personal completo, a disposición del embalsamador.

d) Debe contarse con un sistema de eliminación de residuos biológicos e instrumentos punzocortantes.

e) Debe procurarse la limpieza de la mesa de trabajo al finalizar cada embalsamamiento; asimismo, debe limpiarse el piso al menos 1 vez al día (o más, según lo requerido) [13]; finalmente debe hacerse una limpieza completa de piso, paredes y techo al menos 1 vez por mes.

Reglas morales o éticas

En toda sala de embalsamamiento deben cuidarse los siguientes puntos:

a) La sala es totalmente privada y solo pueden entrar el embalsamador o alguna persona permitida por ley o costumbre (médicos, practicantes, forenses, policías); en algunos casos puede pasar un familiar del fallecido, para fines de identificación [14].

b) Nunca deben haber observadores durante un embalsamamiento, sin excepción; se presta a malas interpretaciones y pérdida de la confidencialidad.

c) Sólo se puede mostrar la sala de embalsamamientos a personas ajenas a la institución si se encuentra limpia y sin un cadáver presente.

d) Debe cubrirse al cadáver en todo momento, especialmente después de finalizado el embalsamamiento. No fumar, comer ni beber en la sala.

INSTRUMENTAL Y EQUIPO

Dentro del instrumental y equipo necesario para la realización de un correcto embalsamamiento, existen diversos elementos que deben reunir características especiales.

Mesa de Trabajo

La mesa de embalsamamiento es quizás uno de los elementos más importantes de la sala. Es fundamental contar con una mesa adecuada para la realización de una técnica eficiente. Los elementos con que debe contar son los siguientes:

a) Material. Habitualmente son fabricadas en metal (acero inoxidable), pero existen algunas mesas hechas en fibra de vidrio o, raramente, porcelana. Las de metal son más prácticas pues habitualmente tienen ruedas para su desplazamiento, son fácilmente lavables o desinfectables y su durabilidad es mayor [15].

b) Tamaño. Es variable, pero el tamaño promedio es de 1 m de ancho por 2 m de largo, medidas suficientes para cualquier tamaño de cadáver.

c) Sistema de drenaje. Usualmente tienen una base ligeramente declive con lo que los líquidos pasan al sistema de drenaje, que puede estar en medio de la mesa o en alguno de los costados.

d) Altura. Habitualmente 1 metro a partir del piso, aunque existen algunas ajustables para que resulten cómodas para cualquier estatura del embalsamador.

Bomba de inyección

Aunque desde hace más de 80 años han existido algunos dispositivos manuales o por gravedad, en la actualidad se usan bombas eléctricas de fuerza centrífuga.

Existen varios tipos de bombas, con funciones específicas que determinar su utilidad y costo [16]. Para seleccionar la bomba adecuada deben considerarse varios parámetros:

1) Capacidad de presión. La presión es la fuerza necesaria para distribuir la solución de embalsamamiento por todo el cuerpo. El rango de presión de las bombas varía de un aparato a otro, habiendo bombas sencillas con capacidad de 0-30 psi (psi significa libra/peso por pulgada cuadrada) pero algunas hasta 80-100 psi [17]. Contar con un rango amplio es importante pues la selección de la presión dependerá de las condiciones del cadáver.

2) Modo de inyección. Las bombas de inyección tienen dos modalidades: de pulsaciones y de flujo continuo. En el sistema de *pulsaciones*, una válvula detiene y reinicia el flujo de líquido con intervalos de un segundo de duración, con lo cual se busca se asemeje al flujo normal de un corazón en vivo. Es decir, son cerca de 60 pulsaciones por minuto. En el periodo de reposo entre pulsaciones se permite que exista una mejor penetración en los capilares sanguíneos [18]. En el sistema de *flujo continuo*, que es el que cuentan como estándar las bombas más tradicionales, el líquido fluye de manera continua, sin interrupciones temporales, mientras la máquina se encuentre encendida.

3) Capacidad del tanque. Existen algunas bombas que tienen tanques de plástico de 3-4 litros, que usualmente son insuficientes para cadáveres grandes. Existen otras bombas con tanques de plástico o de vidrio de hasta 3.5 galones (14 litros aproximadamente) [19]. El volumen mínimo para su correcta utilización es de 7-8 litros.

4) Material de fabricación. Existen bombas con exteriores de plástico y otras de acero inoxidable.

En general, las bombas eléctricas tienen las siguientes ventajas: un amplio rango de presiones, confiabilidad, el embalsamador puede contar con una presión constante, el reservorio de líquido puede albergar hasta 14 litros, reduce el tiempo de inyección y permite que el embalsamador pueda realizar otras cosas mientras se introduce el líquido (Goyri, 2013).

Sus desventajas son: alto costo de adquisición, alta frecuencia de servicios de mantenimiento, necesidad de contar con luz eléctrica, atención constante del embalsamador y necesidad de contar con experiencia para su manejo adecuado.

Instrumental

1. *Aguja y Gancho de Aneurisma.* Se trata de un instrumento cuya punta tiene forma de gancho, que se utiliza para exponer y disecar la arteria y la vena que utilizaremos en la técnica de embalsamamiento. Nos permite el uso de ligaduras.

2. *Bisturí.* Es el instrumento de corte clásico. Se usa para abrir piel y en algunos casos, hacer la incisión en los vasos sanguíneos.

3. *Pinza de hemostasia.* Se utiliza para sujetar vasos que aún tengan líquido en su interior, con el objetivo de evitar fugas.

4. *Tijeras.* Frecuentemente se usan para disecar algunos tejidos conectivos y además para realizar la incisión en el vaso. Pueden ser de punta recta o curva, afilada o roma.

5. *Separadores.* Hay de varios tamaños. Se usan para mantener tejidos a los lados mientras se diseca el vaso.

6. *Tubos arteriales.* Su finalidad es introducir el líquido de embalsamamiento directamente al vaso. Dado que se pueden utilizar varios tipos de vasos (de diferente calibre), los tubos arteriales han sido fabricados en diversos tamaños, según las necesidades del embalsamador. El extremo que queda fuera del cuerpo puede ser acanalado o liso, ya sea para enroscarse o para introducir directamente la manguera de la bomba de inyección [20]. Algunos tienen la posibilidad de unirse a llaves de paso, para control directo del flujo. Pueden ser totalmente rectos o, como sucede frecuentemente, discretamente curvos.

7. *Tubo de drenaje.* Su estructura es relativamente similar a la de los tubos arteriales, pero están diseñados para ser usados en venas. En el extremo que queda fuera del cuerpo tienen un sistema de sellado con una varilla agitadora que sirve, tanto para controlar el flujo de salida como para eliminar coágulos que lo interrumpan.

8. *Aspirador.* Existen aspiradores *manuales* (también llamados aspiradores de autopsia) y otros llamados *Hidroaspiradores*, que

funcionan creando un sistema de vacío cuando fluye el agua por el mecanismo.

9. *Trócar.* Es un instrumento frecuentemente utilizado para el embalsamamiento de cavidades. Se trata de un tubo hueco metálico y largo con punta afilada; en su extremo externo se conecta a las botellas de líquido de embalsamar o al sistema de aspiración, según sea la etapa del embalsamamiento cavitario en que nos encontremos.

REFERENCIAS

1. Anderson SD (2006). Practical light embalming technique for use in the surgical fresh tissue dissection laboratory. Clin anat, 19(1): 8-11

2. Aziz MA, Mc Kenzie JC, Wilson JS (2002). The Human Cadaver in the Age of Biomedical Informatics. Anat Rec, 269: 20-32.

3. Bry F (2007). Embalming, or the process of preserving the body. Soins, 721: 42-3.

4. Charlier P (2015). Embalming: ritual and symbol of power in the West. Hist Sci med, 49(1): 99-104.

5. Ciranni R, Caramella D, Nenci R (2005). The embalming, the scientific method and the paleopathology. Med Secoli, 17(1):251-62.

6. Coggon D, Harris EC, Poole JT (2003). Extended follow-up of a cohort of British chemical workers exposed to formaldehyde. J Natl Cancer Inst, 95:1608–1615.

7. Demiryurek D, Bayramoglu A, Ustacelebi S. (2002). Infective agents in fixed human cadavers: a brief review and suggested guidelines. The Anatomical Record; 269: 194-197.

8. Fraise AP. (1999). Choosing disinfectants. Journal of Hospital Infection; 43: 255-264.

9. Gisbert Calabuig, J. A. Villanueva, E. (2004): Medicina Legal y Toxicología (6ª edición). Editorial Massón, Barcelona.

10. Goyri J, Pais D, Freire F (2013). Improvement of the embalming perfusion method: the innovation and the results by light and scanning electron microscopy. Acta Med Port, 26(3); 188-194.

11. Jones DG (2014). Using and respecting the dead human body: an anatomist's perspective. Clin Anat, 27(6): 839-43.

12. Ikeda A, Fujimoto K, Yoshii I (1993). Arterial embalming method of the cadaver and its application to research. Kaibogaku Zasshi, 68(4):410-21.

13. Majewski P, Pernak A, Iwanik K (2003). Ionic liquids in embalming and tissue preservation. Can traditional formalin-fixation be replaced safely? Acta Histochem, 105(2): 135-42.

14. Nicholson HD, Samalia L, Gould M (2005). A comparison of different embalming fluids on the quality of histological preservation in human cadavers. Eur J Morphol, 42(4-5): 178-84.

15. Nikolaou P, Papoutsis I, Dona A (2013). Toxicological analysis of formalin-fixed or embalmed tissues: a review. Forensic Sci Int, 233(1-3): 312-9.

16. Rae G, Husain M, McGoey R (2016). Postmortem aortic dissection: an artifact of the embalming process. J Forensic Sci, 61 suppl 1: S246-9.

17. Reznick R, MacRae H (2006). Teaching surgical skills — Changes in the wind. N Engl J Med, 355: 2664-9.

18. Singh B, Khurana BS, Mahajan A (2010). Embalming and other methods of dead body preservation. Int J Med Toxicol, 12(3): 15-19

19. Underwood J (2013). Don't forget the embalming fluid for treating recurrent infections. BMJ, 346: 3393.

20. Vojtísek T, Prudil L, Hirt M (2006). The legal aspects of manipulation of dead body in the department of legal medicine and pathology. Soud Lek, 51(1): 2-5.

CAPÍTULO 6

PRODUCTOS QUÍMICOS USADOS EN EL EMBALSAMAMIENTO

Nayali Alejandra López Balderas
Javier Huesca Méndez

En la técnica de embalsamamiento se utilizan diversos tipos de sustancias, con fines particularmente diferentes. En general, podemos definirlos como *"productos de embalsamamiento"*, entendiéndose por ellos cualquier sustancia sólida, líquida o gaseosa que puede ser introducida o aplicada en el cuerpo por vía arterial, hipodérmica o cavitaria [1].

Las soluciones comerciales contienen diversos tipos de productos químicos, con fines particulares. Sin embargo, cuando el embalsamador prepara su propia solución, se ve obligado a conocer la naturaleza de cada sustancia química, su mecanismo de acción y las ventajas que le confiere su uso en cada caso [2].

Algunos autores clasifican a los productos de embalsamamiento en Arteriales, Cavitarios y Superficiales [3-5]. Salvo algunas excepciones, prácticamente todos los productos arteriales también se usan en el embalsamamiento cavitario e hipodérmico, motivo por el cual dicha clasificación sólo nos serviría para fines didácticos, más no prácticos.

Por ese motivo, analizaremos cada componente de los productos de embalsamamiento en general, haciendo menciones especiales de su uso en determinadas circunstancias.

PRESERVANTES o CONSERVADORES

Son sustancias químicas que inactivan bacterias saprofíticas y detienen el proceso de descomposición al alterar las enzimas corporales y modificar las características de los tejidos, haciéndolos menos susceptibles a la descomposición [6]. Existen varias sustancias conservadoras pero la principal es el Formaldehído. Por ello haremos mención especial de sus características.

Se trata de un gas incoloro con un aroma penetrante; es altamente hidrosoluble, lo cual permite su uso en los líquidos arteriales. Tiene una gran afinidad por el agua lo cual le proporciona un efecto deshidratante en los tejidos. Reacciona con las proteínas tisulares formando una resina o gel, dado que le quita al protoplasma su contenido hídrico. Se piensa que tiene el mismo efecto en el protoplasma de las bacterias, lo cual le daría su efecto desinfectante (como nota importante, el formaldehído tiene efecto en bacterias pero no en hongos, insectos ni larvas) [7].

El uso del formaldehido en los líquidos arteriales tiene varias ventajas: es 100% orgánico, es económico, tiene un importante efecto bactericida, produce una fijación rápida y neutraliza las aminas corporales que se forman durante la putrefacción [8]; sin embargo, tiene algunas desventajas: coagula rápidamente la sangre y origina un tono grisáceo en el cadáver, tiene un poderoso efecto deshidratante, su olor es desagradable y está asociado con efectos adversos agudos y crónicos [9].

En relación a sus efectos adversos, es altamente irritante para la mucosa respiratoria y ocular, así como en la piel cuando se expone por tiempo prolongado; se ha asociado a otros efectos adversos, como por ejemplo la oncogenicidad, dado que se ha relacionado a tumores malignos de vía respiratoria principalmente [10].

Además del formaldehído, existen otras sustancias que se han usado como conservadores. Entre ellos se encuentran algunos alcoholes (metanol, etanol, isopropanol), aldehídos (glutaraldehído) y sales cristaloides (cloruro de sodio, nitrato de potasio, carbonato de sodio).

Los preservantes se usan tanto en las soluciones de embalsamamiento vascular como en las cavitarias; en menor proporción se puede usar en el embalsamamiento hipodérmico y superficial [11]; la diferencia entre cada vía de aplicación consiste en el porcentaje de preservante, que alcanza su máximo en las soluciones cavitarias.

GERMICIDAS

El objetivo de este tipo de productos es eliminar o neutralizar microorganismos patógenos o saprófitos. Existen dos tipos de germicidas de uso frecuente en esta técnica [12]: el fenol, que no sólo actúa como conservador sino como germicida, especialmente en el embalsamamiento cavitario; y los compuestos de amonio cuaternario, que son compuestos orgánicos con efecto bactericida y desodorizante, incluyendo al cloruro de benzalconio.

En lo general, todos los químicos preservantes también tienen efecto germicida. Además, en este apartado también podemos incluir a los antisépticos tópicos de uso en el embalsamamiento superficial.

ANTICOAGULANTES

Como su nombre lo sugiere, su objetivo principal es mantener la sangre en estado líquido. Sus beneficios se encuentran no únicamente en su efecto anticoagulante sino que previene algunas reacciones adversas que se pueden dar entre la sangre y otros líquidos de embalsamamiento [13]. Finalmente, son útiles para eliminar los coágulos sanguíneos que normalmente se forman en el periodo postmortem inmediato.

Existen dos tipos de coagulantes de uso común en embalsamamiento. Los precipitantes, que transforman el calcio soluble en calcio insoluble, de los cuales los más comunes son el citrato de sodio y los oxalatos de calcio y de sodio. Los aislantes, como el EDTA, secuestran el calcio de la sangre, lo que impide su participación en el proceso de coagulación [14].

SURFACTANTES

Un surfactante reduce la cohesión molecular sobre la superficie de un líquido, lo cual permite que fluya por orificios pequeños. Por lo tanto, los surfactantes permiten que los líquidos de embalsamamiento fluyan mejor, incluso en capilares. Los surfactantes facilitan e incrementan el efecto de las otras sustancias; sin duda alguna, el surgimiento de los surfactantes ha sido un parteaguas en el desarrollo actual de las técnicas de embalsamamiento [15]. Ejemplos de surfactantes son el jabón, los sulfonatos y los compuestos de amonio cuaternario.

COLORANTES

Se trata de pigmentos que le dan color a la sustancia donde son disueltos. En embalsamamiento, el uso de pigmentos fue meramente cosmético en un principio, pero en la actualidad cumplen con diversas funciones [16]. Por un lado evitan que al embalsamador se le olvide agregar el concentrado arterial al tanque de la bomba de inyección y aplicarle únicamente agua al cadáver (es un error más común de lo que podría parecer); por otro lado, algunos pigmentos tienen efecto germicida; finalmente, y quizás lo más importante, el uso de pigmentos le da a la piel y a los tejidos una apariencia más natural, permitiendo además enmascarar ciertas discromías que pueden presentarse en algunos cadáveres.

Se usan dos tipos de pigmentos o colorantes: Activos, que le dan color a los tejidos, como la eosina y el carmín; Inactivos, que sólo le dan color al líquido en la botella (no al tejido), como la eritrosina y el Ponceau.

ODORIZANTES

Su función es eliminar olores desagradables o sustituirlos por aromas más placenteros; este tipo de ingrediente es necesario para contrarrestar el aroma irritante de los productos arteriales (especialmente los conservadores). Los compuestos florales, como la glicina, la rosa y la lila, junto con aceites esenciales, se usan con frecuencia en productos de embalsamamiento. La selección de los desodorantes depende de su estabilidad en presencia de sustancias químicas preservantes y su capacidad de permanecer en la solución cuando se agrega agua.

MODIFICADORES

Los agentes modificadores controlan la velocidad de acción de las principales sustancias preservantes en las fórmulas de embalsamamiento.

Ello es de suma importancia dado que la mayor parte de los conservadores actúan rápido, lo cual deriva en efectos adversos sobre el tejido [17]. Hay quienes incluyen a los anticoagulantes y los surfactantes como agentes modificadores. Sin embargo, a manera de explicación, en este apartado solo hablaremos de los Amortiguadores y los Humectantes.

Los Amortiguadores estabilizan el equilibro ácido base (pH) del líquido de embalsamamiento así como de los tejidos en donde este último reacciona con las proteínas celulares. Este efecto es de suma importancia dado que el pH de los tejidos es diferente dependiendo de la topografía, de la causa de muerte, del establecimiento del rigor mortis y del tiempo transcurrido tras el fallecimiento. Esas variaciones harían que el líquido de embalsamamiento no actuara de la misma forma en todos lados [18]. Ejemplos de amortiguadores son los boratos, carbonatos, fosfatos y el EDTA.

Los Humectantes son sustancias que envuelven química y molecularmente a los conservadores (especialmente al formaldehido) con lo cual permiten que se vaya liberando lentamente en los tejidos. Si no se usaran humectantes, el formaldehido actuaría en forma rápida e inmediata y no alcanzaría a llegar a muchos sitios del cuerpo [19]. Ello permite, por lo tanto, que el tejido sea embalsamado pero no deshidratado, dándole una apariencia más natural y flexible. Ejemplos de humectantes son la glicerina, el sorbitol, la lanolina y algunos glicoles.

VEHÍCULOS

Se trata de sustancias que sirven como solvente para los demás ingredientes mencionados. Ejemplos son el agua y algunos alcoholes (metanol, etanol). Deben tener una alta afinidad por los demás ingredientes, especialmente los conservadores, lo cual permite el fácil acceso a los tejidos más distantes.

PRODUCTOS COMPLEMENTARIOS

Los productos complementarios son usados en circunstancias especiales, dependiendo del tipo de cadáver y del tipo de líquidos usados en el embalsamamiento vascular.

Los productos complementarios pueden ser usados antes o durante la administración de los productos arteriales. Existen tres tipos de productos complementarios:

Líquidos de Preinyección

Su propósito es eliminar el contenido de sangre en el árbol vascular y, con ello, permitir una mejor difusión del líquido de embalsamamiento. Como su nombre lo sugiere, se usan antes del inicio del embalsamamiento vascular propiamente dicho. Entre sus ventajas se encuentran: limpiar y expandir el sistema vascular, retardar el proceso de deshidratación tisular, mejorar el efecto cosmético de los productos arteriales, facilitar la distribución uniforme y equitativa del líquido arterial, retardar el efecto coagulante del ormaldehído y eliminar la sangre que ha pasado a las zonas declives del cadáver. El líquido de preinyección contiene: surfactantes, anticoagulantes, humectantes, formaldehído a concentraciones muy bajas, colorantes inactivos y amortiguadores.

Líquidos de Co-inyección

Están diseñados para restaurar el efecto de los ingredientes del producto arterial que han perdido su concentración tras la dilución primaria del formaldehído. Ello ayuda a que los resultados del embalsamamiento sean mejores. Como beneficio adicional se busca prevenir la conversión de los pigmentos naturales del cuerpo (como el paso de bilirrubina a biliverdina). Los líquidos de co-inyección contienen humectantes, colorantes inactivos, perfumes, conservadores (no formaldehído), amortiguadores y anticoagulantes.

Líquidos restaurativos

Son más viscosos y pesados que otros líquidos de embalsamamiento, dado que su objetivo es conservar la humedad del cuerpo y retardar la deshidratación. Son los líquidos que se adicionan a la solución arterial para aumentar sus propiedades humectantes. Contienen glicerol, glicol, sorbitol, emusilficantes, lanolina y gomas sintéticas y naturales.

REFERENCIAS

1. Anderson SD (2006). Practical light embalming technique for use in the surgical fresh tissue dissection laboratory. Clin anat, 19(1): 8-11

2. Balta JY, Cronin M, Cryan JF (2015). Human preservation techniques in anatomy: a 21st century medical education perspective. Clin Anat, 28(6): 725-34.

3. Bry F (2007). Embalming, or the process of preserving the body. Soins, 721: 42-3.

4. Charlier P (2015). Embalming: ritual and symbol of power in the West. Hist Sci med, 49(1): 99-104.

5. Coggon D, Harris EC, Poole JT (2003). Extended follow-up of a cohort of British chemical workers exposed to formaldehyde. J Natl Cancer Inst, 95:1608–1615.

6. Doomernik DE, Kruse RR, Reijnen MM (2016). A comparative study of vascular injection fluids in fresh-frozen and embalmed human cadáver forearms J Anat, 22.

7. Dubois I (2011). Embalming: the living's final tribute to the deceased. Soins, 7(61): 50-2.

8. Gisbert Calabuig, J. A. Villanueva, E. (2004): Medicina Legal y Toxicología (6ª edición). Editorial Massón, Barcelona.

9. Haffner MJ, Oakes P, Demerdash A (2015). Formaldehyde exposure and its effects during pregnancy: recommendations for laboratory attendance based on available data. Clin Anat, 28(8): 972-9

10. Jones DG (2014). Using and respecting the dead human body: an anatomist's perspective. Clin Anat, 27(6): 839-43.

11. Manaouil C, Fantoni S, Montpellier D (2012). Practical questions around individual with a pacemaker or an implantable cardioverter defibrillator. Presse Med, 41(7-8): 736-44.

12. McDonagh AF (2010). Green jaundice revisited. Am J Med, 123(9): 23.

13. Nicholson HD, Samalia L, Gould M (2005). A comparison of different embalming fluids on the quality of histological preservation in human cadavers. Eur J Morphol, 42(4-5): 178-84.

14. Nikolaou P, Papoutsis I, Dona A (2013). Toxicological analysis of formalin-fixed or embalmed tissues: a review. Forensic Sci Int, 233(1-3): 312-9.

15. Rae G, Husain M, McGoey R (2016). Postmortem aortic dissection: an artifact of the embalming process. J Forensic Sci, 61 suppl 1: S246-9.

16. Reznick R, MacRae H (2006). Teaching surgical skills — Changes in the wind. N Engl J Med, 355: 2664-9.
17. Svidovyi VI, Riabinin IA (2011). The microflora associated with anatomical embalming as a harmful factor of a working process. Gig Sanit, 2:51-3.
18. Wisseman S (2001). Preserved for the after life. Nature, 413(6858): 783-4
19. Ziad B, Taghreed H, Marwan AH (2006). Attitudes and reactions of Jordanian medical students to the dissecting room. Surgical and Radiologic Anatomy, (4):416-421.

CAPÍTULO 7

EL ANÁLISIS DEL CASO

Guadalupe Melo Santiesteban
Laura Roesch Ramos
Edmundo Denis Rodríguez

Es fundamental que, antes de empezar el proceso de embalsamamiento, el operador esté consciente de todas las características que pueden influir en el éxito del procedimiento; algunas de ellas están relacionadas con el cadáver en sí, pero en otros casos tienen relación con el equipo e instrumental con que se cuenta, las soluciones que pueden emplearse y otros objetivos secundarios que deben tomarse en cuenta. Esto da pie a la definición de un concepto de suma importancia en embalsamamiento: el análisis del caso.

Se le llama <u>Análisis del Caso</u> a la suma total de las consideraciones que se tomen con cada caso en particular; el proceso de análisis del caso inicia antes de comenzar el embalsamamiento y continúa en forma activa durante todo el proceso, hasta el final del mismo [1].

En cualquier momento durante el proceso, el embalsamador debe estar consciente de que se puede modificar la estrategia planteada inicialmente, en aquellos casos en que no se están logrando los resultados deseados.

El análisis del caso parte de dos premisas fundamentales: no todos los cadáveres son iguales y no todas las soluciones de embalsamamiento dan el mismo resultado en todos los casos [2].

Para poder realizar un adecuado análisis del caso, debemos tomar en cuenta la existencia de variables, que como su nombre lo indica, son factores que resultan diferentes entre un cuerpo y otro. Existen dos tipos de variables a considerar:

VARIABLES INTRÍNSECAS

Se refieren a aquellos factores cambiantes, que pueden modificar las decisiones del embalsamador, pero que son atribuibles a condiciones propias del cuerpo. Las variables intrínsecas son las siguientes:

Edad

El embalsamamiento de niños y bebés requiere puntos de inyección diferentes a los usados habitualmente en adultos (usualmente se usa la aorta descendente, la aorta torácica o incluso el cayado aórtico; para el drenaje suele usarse la vena cava inferior). Por otro lado, en niños pequeños y ancianos se usan soluciones menos concentradas, preferentemente en combinación con humectantes, dado que su piel es más delgada y friable. Finalmente, en personas ancianas es común la presencia de aterosclerosis, que obliga al uso de puntos múltiples de inyección.

Género

Aunque no es una regla absoluta, la piel de la mujer suele ser más delgada y friable que la del hombre, lo cual obliga a usar soluciones menos concentradas o más humectadas; por otro lado, existen patologías exclusivas del hombre o de la mujer (tumores, problemas vasculares, etc.) que pueden condicionar el uso de soluciones o presiones especiales; finalmente, es común que en mujeres no suela usarse el abordaje cervical por motivos cosméticos).

Causa de la muerte

Especial referencia se hace a la existencia de una posible enfermedad infecciosa que obligue, por un lado, a que el embalsamador tome precauciones especiales y, por el otro, a que deba usar soluciones con alto poder germicida pensando en el microorganismo causante o contribuyente a la muerte [3]. Asimismo se consideran las muertes traumáticas con alteración mecánica de la vía circulatoria, que obligue a modificar el plan de embalsamamiento.

Patologías

En esta lista podemos incluir alteraciones vasculares (aterosclerosis, por ejemplo), procesos infecciosos, alteraciones hepáticas (especialmente ictericia) y cualquier otra patología que origine alteración del flujo de la solución o la presencia de cambios de color en la superficie del cuerpo [4].

Hidratación corporal

Si un cuerpo está deshidratado, requerirá soluciones de menor concentración de conservadores, dado que en ellos la dilución secundaria (la reducción de la concentración de conservadores provocada por los líquidos tisulares) es menor [5]; en un cuerpo edematizado, se requiere lo opuesto: soluciones muy concentradas para vencer la enorme dilución secundaria que presentan.

Temperatura corporal

Cuando el cuerpo tiene una temperatura alta (ya sea por un algor mortis lento, por fiebre previa o por cualquier otra condición), se acelerará el proceso de descomposición y la rigidez cadavérica, lo cual tiene influencia en los resultados del embalsamamiento [6].

Manchas

Las manchas que puede presentar un cuerpo pueden ser extravasculares o intravasculares; cuando son intravasculares, la introducción de la solución arterial con un buen sistema de drenaje suele ser suficiente para eliminarlas [7]; en el caso de las extravasculares, representan un problema particular que puede mejorarse con algunas soluciones con colores especiales, embalsamamiento hipodérmico y el uso de maquillajes.

Fenómenos cadavéricos

Dos de los fenómenos cadavéricos más conflictivos para un embalsamador son la rigidez cadavérica y la descomposición tisular. En el caso de la descomposición inicial se requieren soluciones concentradas dado que este fenómeno disminuye o neutraliza el efecto de los químicos [8]. Además, es fundamental la realización del embalsamamiento cavitario. Por otro lado, el rigor mortis disminuye la difusión del líquido arterial, motivo por el cual debe aliviarse o romperse antes de comenzar a embalsamar, por medio de masaje de las masas musculares involucradas, acompañada de movimientos de flexión y extensión.

VARIABLES EXTRÍNSECAS

Se trata de aquellos factores que afectan al embalsamamiento pero que provienen de condiciones externas al cadáver. Básicamente son las siguientes:

Condiciones del clima y del ambiente

Son el factor extrínseco más importante. Se toma en cuenta la temperatura del ambiente y el grado de humedad. Dependiendo de ello podemos establecer cuatro combinaciones: cálido-húmedo (peor condición para un cuerpo humano, poca deshidratación pero descomposición acelerada), cálido-seco (rápida descomposición con grado variable de deshidratación), frío-húmedo (condición ideal, lenta descomposición y mínima deshidratación) y frío-seco (lenta descomposición, rápida deshidratación) [9].

Fauna cadavérica

En ello se toman en cuenta no solo ciertos organismos macroscópicos, como insectos, roedores, aves, etc., sino también el número de microorganismos presentes en el entorno inmediato del cadáver [10]. Se acelera la descomposición (obligando al uso de soluciones más concentradas) y fomenta la pérdida localizada de tejido (que dificulta cumplir con el fin cosmético del embalsamamiento).

Intervalo postmortem

A mayor tiempo de muerte, mayor es la posibilidad del surgimiento de los fenómenos cadavéricos; ello implica mayor grado de dificultad para el embalsamador, pues debe vencer condiciones que no se presentan de forma rutinaria.

Actitud del embalsamador

Aunque parezca increíble, si el embalsamador no cumple con ciertas actitudes personales, el proceso de embalsamamiento se altera o no cumple con su cometido. Factores básicos como la paciencia, el orden personal, el grado de cansancio, la presencia de alteraciones psiquiátricas, el uso de sustancias de abuso y la falta de principios éticos, son factores que alteran el resultado del proceso de embalsamamiento [11]. Un embalsamador, al planear su técnica, debe tomar en cuenta si presenta alguna de estas limitaciones que, en ese caso, podrían incluso determinar que su participación en el proceso no sea idónea.

El análisis del proceso de embalsamamiento debe tomar siempre en cuenta que cada caso es distinto y aunque existen reglas generales que todo embalsamador debe seguir, en la práctica surgen condiciones especiales que pueden resolverse con paciencia y especialmente con preparación y experiencia. La realización de un eficiente Análisis del Caso constituye el sello personal de cualquier embalsamador.

REFERENCIAS

1. Ajalla P, Grease Km, Polanco S (2013). Revisión de la relación existente entre la exposición ocupacional al formaldehido y Leucemia. Medicina y Seguridad del Trabajo, 59(230): 112-123

2. Brenner E (2014). Human body preservation: old and new techniques. J Anat, 224(3): 316-44.

3. Bry F (2007). Embalming, or the process of preserving the body. Soins, 721: 42-3.

4. Dubois I (2011). Embalming: the living's final tribute to the deceased. Soins, 7(61): 50-2.

5. Ikeda A, Fujimoto K, Yoshii I (1993). Arterial embalming method of the cadaver and its application to research. Kaibogaku Zasshi, 68(4):410-21.

6. Manaouil C, Fantoni S, Montpellier D (2012). Practical questions around individual with a pacemaker or an implantable cardioverter defibrillator. Presse Med, 41(7-8): 736-44.

7. Mayer RG. (2000). Embalming History, Theory and Practice (Tercera Edición). New York: McGraw Hill.

8. Ohman C, Dall'Ara E, Baleani M (2008). The effects of embalming using a 4% formalin solution on the compressive mechanical properties of human cortical bone. Clin Biomech, 23(10): 1294-8

9. Sugata Y, Miyaso H, Odaka Y (2016). Levels of formaldehyde vapor released from embalmed cadavers in each dissection stage. Environ Sci Pollut Res Int, 23(16): 16176-82.

10. Svidovyi VI, Riabinin IA (2011). The microflora associated with anatomical embalming as a harmful factor of a working process. Gig Sanit, 2:51-3.

11. Ziad B, Taghreed H, Marwan AH (2006). Attitudes and reactions of Jordanian medical students to the dissecting room. Surgical and Radiologic Anatomy, (4):416-421.

CAPÍTULO 8

PREPARACIÓN DEL CUERPO E INYECCIÓN VASCULAR

Evelyn Guadalupe Torres Capetillo
Guadalupe Melo Santiesteban
Edmundo Denis Rodríguez

PREPARACIÓN DEL CUERPO

Antes de comenzar con la técnica de embalsamamiento, deben realizarse varios procedimientos sencillos pero no por ello menos importantes. Dichos procedimientos se conocen globalmente como el proceso de preparación del cuerpo [1]. El orden en que se realicen es de suma relevancia. A continuación los detallaremos en la forma correcta:

Lavado

Una vez que el cadáver se encuentra en posición (en el centro de la mesa, con la cabeza en posición cercana al sitio donde tenemos la bomba de inyección) se realiza la desinfección inicial de los orificios corporales. Se deberán cubrir la boca y los orificios nasales. Se eliminarán parásitos que pudieran encontrarse sobre el cadáver (piojos, liendres, larvas, gusanos, moscas, etc.).

Una vez hecho lo anterior, se debe realizar un lavado con agua tibia y jabón líquido de acción germicida, prestando especial atención en cara y manos (para fines estéticos posteriores). No olvidar la limpieza de uñas y, en algunos casos, la aplicación de una crema humectante con su posterior eliminación con un trapo seco [2].

Finalmente, debe realizarse el lavado del cabello con agua tibia, jabón germicida o un shampoo comercial, para posteriormente secarlo manualmente o con secador. En este sitio cobra especial énfasis la eliminación de restos de sangre, parásitos (piojos) y escamas.

Afeitado

Incluye el vello facial, de los orificios nasales y de las orejas. Ello mejorará la apariencia del difunto y facilitará la aplicación de cosméticos. No olvidar consultar el aspecto final del cadáver con la familia, cuando esto sea posible.

Alivio del rigor mortis

Cuando se desviste y se moviliza el cadáver, el embalsamador manipula las extremidades y, con ello, comienza a producirse el alivio del rigor mortis; este fenómeno cadavérico puede provocar que el cuerpo se encuentre en una posición poco cosmética y, además, puede dificultar la difusión y el libre paso del líquido de embalsamamiento [3].

Como rutina, puede girarse el cuello de lado a lado y hacia adelante, abrir y cerrar la boca con suavidad, flexionar y extender los brazos, extender y flexionar los dedos de las manos y repetir lo mismo con los miembros inferiores.

Posición del cadáver

Debe colocarse en decúbito supino en el centro de la mesa de trabajo; el pecho y la cabeza deben estar un poco más elevados que el resto del cuerpo para impedir el flujo excesivo de formaldehído y facilitar los accesos vasculares [4]. Para ello pueden usarse soportes occipitales que se colocan a la altura de la nuca. Las manos se colocan a los lados del cuerpo aunque una vez que el líquido comience a fluir pueden colocarse sobre el abdomen para evitar su hinchazón. Finalmente, los pies deben colocarse lo más junto posible y asegurarse que los dedos se mantengan juntos.

Ajuste de las facciones

Después de terminar el proceso de embalsamamiento puede ser difícil ajustar las facciones de la cara, por lo que resulta conveniente hacerlo antes [5]. Lo primero que se busca es cerrar bien la boca, de forma natural, quitando cualquier descamación o costra que pudiera haber en ella. Algunos embalsamadores colocan crema humectante para darle flexibilidad y una apariencia más natural.

Sería ideal contar con una foto premortem pues asegurará que los labios queden colocados en una forma similar a la que tenía en vida. Problemas especiales representan las prótesis dentales y la ausencia total o parcial de piezas dentarias. Se pueden colocar rollos pequeños de algodón para darle volumen a los sitios faltantes y, con ello, una mejor apariencia. Por último, los labios pueden pegarse con pegamento especial tipo cianoacrilato. En ocasiones especiales deben realizarse suturas sublinguales o mandibulares.

En relación a los ojos, debe tomarse en cuenta que el párpado superior representa dos tercios del espacio, con los ojos cerrados. Puede colocarse algodón debajo de los párpados para mantener volumen, aunque algunos embalsamadores humedecen pedazos de algodón y los colocan sobre los ojos ya cerrados para mantener su apariencia durante el embalsamamiento.

Oclusión de orificios

Los orificios vaginal y rectal deben rellenarse con algodón en la parte externa, el cual debe estar humedecido con solución de preservación concentrada (como la que se usa en cavidades). Algunos embalsamadores lo hacen antes aunque la mayoría lo hace después del embalsamamiento para que salgan las secreciones naturales y una vez que se tape no haya nada en su interior [6]. Una situación similar puede realizarse en orificios más pequeños, como los nasales, orejas y boca.

Aparatos y dispositivos.

Deben retirarse todos los dispositivos médicos que el paciente tenga, idealmente antes de iniciar el embalsamamiento, con especial énfasis en aquellos que se presenten en cara. Todos los dispositivos, una vez retirados, deben lavarse, desinfectarse y colocarse en un recipiente de residuos potencialmente contaminados. Entre los dispositivos que hay que tomar en cuenta están los marcapasos, tubos de alimentación, vías aéreas, drenajes quirúrgicos, sondas intravenosas, tubos de traqueotomía, colostomías, sondas urinarias y yesos. Cada caso particular tiene su manejo posterior, que va del rellenado con algodón, sutura, uso de cianoacrilato, etc., dependiendo del caso.

Laceraciones y heridas

En primer lugar, deben buscarse heridas, laceraciones, úlceras o áreas de necrosis, dado que son una posible fuente de contaminación; son sitios en donde la descomposición puede estar avanzada y además resultan inadecuadas desde el punto de vista cosmético. Una vez que se limpia y desinfecta la zona, debe inyectarse la zona alterada por vía hipodérmica y se coloca una compresa superficial humedecida con líquido de cavidades. Ello garantiza la adecuada conservación de la zona y la eliminación de microorganismos patógenos.

Gases

Una complicación frecuente al momento de embalsamar es la formación de gases, ya sea en los tejidos o en cavidades. El gas puede originarse de diversas maneras: por la acción de Clostridium difficile, por el proceso normal de descomposición tisular, por una enfermedad previa (enfisema pulmonar, por ejemplo) o incluso por el uso de bombas de inyección manuales.

La detección del gas puede realizarse con facilidad, ya sea por la crepitación que puede percibirse en los tejidos afectados o por la distensión anormal en alguna de las cavidades (abdomen, por ejemplo) [7]. La eliminación del gas dependerá por supuesto del sitio en donde se encuentra, ya sea por medio de la incisión del trócar en cavidades o haciendo pequeñas incisiones en los tejidos y masajeándolos para expulsar el gas retenido.

LA INYECCIÓN VASCULAR

Una de las partes más importantes del proceso de embalsamamiento completo es la inyección vascular, dado que se trata de la vía ideal para hacer llegar los productos de embalsamamiento al mayor porcentaje de superficie corporal.

Durante el embalsamamiento vascular están sucediendo cuatro procesos en forma simultánea [8]:

- Inyección de la solución arterial a una velocidad de flujo y presión establecidas por la bomba
- Distribución de la solución de embalsamamiento a través del sistema vascular arterial
- Difusión de la solución de embalsamamiento del sistema vascular arterial (capilares) a las células y los tejidos
- Drenaje de los contenidos del sistema vascular arterial, incluidos algunos de los líquidos de los tejidos y una parte de la solución de embalsamamiento.

Presión de inyección vascular

Se le llama Presión a la fuerza requerida para distribuir el líquido de embalsamamiento por todo el cuerpo. En Embalsamamiento existen tres tipos de presión: la Presión Potencial es aquella que la bomba registra cuando está encendida, el tubo arterial insertado pero cerrado; la Presión Real es aquella que la bomba registra cuando está encendida, el tubo arterial insertado pero abierto; finalmente, la Presión Diferencial es la diferencia existente entre la Presión Potencial y la Presión Real [9]. Por ejemplo, si encendemos la bomba pero mantenemos cerrado el tubo arterial, se puede registrar una presión de 15 libras. Si al abrir el tubo arterial esta presión desciende a 10 libras, por lo tanto la presión diferencial es de 5 libras. Este último valor es de gran importancia pues refleja la presión a la que tenemos que enfrentarnos en ese cuerpo en particular, que no siempre será la misma [10].

La presión diferencial refleja la velocidad y fuerza con la que está entrando al cuerpo el líquido de embalsamamiento. Este valor reflejará por lo tanto el nivel de presión que debemos ejercer en una bomba de inyección; es práctica común que algunos embalsamadores ya establezcan una presión estándar para casi todos los cuerpos, producto de la rutina diaria y el número de pacientes que deberán ser embalsamados en un día [11]. Pero en honor a la verdad, es conveniente medir primero la presión potencial y luego la real para así determinar la verdadera presión que será necesaria para una adecuada perfusión.

La presión de inyección dependerá de varios factores [12], a saber:

a) Factores intravasculares. Tamaño y calibre del vaso seleccionado, congestión local, patologías vasculares previas.

b) Factores extravasculares. Peso de las vísceras al apoyarse sobre el vaso, acumulación visceral de gas, tumores y ascitis. Es decir, cualquier factor que represente presión de contacto sobre el vaso.

c) Causa de muerte. Estados de hipercoagulabilidad (fiebre, sepsis, lupus, etc) y condiciones traumáticas (que incrementan la inflamación).

d) Intervalo postmortem. A mayor tiempo de muerte mayor posibilidad de desarrollo de rigor mortis y livideces cadavéricas; ambos fenómenos cadavéricos requieren mayor presión de flujo.

e) Características de la solución. Si se encuentra fría o caliente, el flujo se altera, lo que obliga a incrementar la presión. La viscosidad que confiere ciertas soluciones humectantes puede hacer necesario incrementar la presión.

f) Drenaje. El tamaño del tubo de drenaje determina la velocidad de flujo de salida. A menor velocidad (menor diámetro del tubo), la presión de llenado será mayor.

¿Cuál es la presión de flujo ideal? Es aquella que es capaz de vencer la resistencia vascular del cuerpo, permitiendo que la solución arterial ingrese a una velocidad uniforme pero moderada. Dado que cada cuerpo es diferente, no existe ningún método que anticipe, mida o exprese la presión ideal.

Técnicas de inyección vascular

a) Inyección de un solo punto. Es aquella en la que escogemos una arteria y una vena de un solo lugar del cuerpo. Un ejemplo puede ser el uso de la arteria carótida y la vena yugular externa, las cuales se exponen ambas en la región cervical.

b) Inyección dividida. Es aquella en la que se utiliza una arteria de una región y una vena de una región diferente. Un ejemplo puede ser el uso de la arteria carótida para realizar la inyección y la vena femoral para realizar el drenaje.

c) Inyección múltiple. Es aquella en la que se usan dos o más arterias y una o más venas, evidentemente de regiones distintas. Un ejemplo podría ser el uso de las arterias carótida y femoral para inyección del líquido y las venas yugular externa y femoral para drenaje [13]. Esta técnica es deseable cuando la solución de embalsamamiento no ha podido llegar a un área específica o el embalsamador considera que una región del cuerpo no recibió el aporte suficiente.

d) Inyección por seis puntos. Es una técnica de inyección múltiple en la que se utilizan seis arterias distintas para la llegada del líquido de embalsamamiento a regiones específicas del cuerpo. Pueden ser usarse una o más venas para drenaje. Un ejemplo es usar las dos arterias carótidas, las dos axilares y las dos femorales junto con una o más venas provenientes de estas regiones.

Etapas de la inyección vascular

El proceso de embalsamamiento vascular sigue diversos pasos, que analizaremos a continuación.

Selección de vasos

Una parte fundamental de la técnica de embalsamamiento vascular es la selección de vaso correcto. No existe un vaso en particular que sea útil en todos los casos, dado que debemos tomar en cuenta ciertas características del vaso para definir el acceso más conveniente [14]. En lo general, realizar un embalsamamiento vascular de un solo punto, aunque puede resultar práctico, no es el medio más efectivo.

Para escoger la arteria y la vena adecuada se toman en cuenta diversos factores:

a) Profundidad de la arteria. A mayor profundidad, mayor calibre pero también mayor dificultad técnica para su disección y exposición.

b) Distancia del centro de la circulación. En vida, el corazón es el centro de la circulación, pero en condiciones postmortem, este centro se traslada al arco aórtico. Mientras más cercana sea la arteria al centro de la circulación, los resultados del embalsamamiento serán mejores.

c) Distribución de la grasa corporal. A mayor grosor de paniculo adiposo, mayor dificultad para la exposición de la arteria.

d) Alteraciones morfológicas. Algunas condiciones como la artritis severa, anormalidades congénitas o posiciones corporales anómalas (como en la parálisis cerebral) pudieran dificultar la selección de algunos vasos, según sea el caso.

e) Obstrucciones vasculares. En estos casos se requieren puntos múltiples.

f) Mutilaciones (accidentales o quirúrgicas). Misma situación que la anterior.

g) Patologías diversas

Diferenciar entre Arteria y Vena

Se debe seleccionar una arteria y no una vena para la introducción del líquido de embalsamamiento; ello se debe a que las arterias en vida son vasos de distribución, carecen de válvulas y usualmente contienen una cantidad mínima de sangre una vez que el paciente fallece.

Las venas son usadas para drenaje porque en vida su función es eliminar sangre de los capilares, tienen válvulas que impiden el retorno del líquido y porque una vez que el paciente fallece usualmente están llenas de sangre [15].

Para diferenciarlas se toman en cuenta diversos factores (tabla 1)

	ARTERIAS	VENAS
Capas	3 capas gruesas	3 capas delgadas
Válvulas	Ausentes	Presentes
Profundidad	Profundas, bien protegidas	Usualmente superficiales
Color	Crema	Azul
Respuesta al corte	Permanecen abiertas	Se colapsan
Acompañamiento	Siempre una vena junto	Arterias alrededor pero no siempre

Tabla 1. Diferencias entre Arteria y Vena para fines de embalsamamiento

Puede haber confusión entre una arteria y un tronco nervioso grueso, aunque para diferenciarlos hay que tomar en cuenta que los troncos nerviosos son de color más claro, al tocarlos se sienten fibrosos y, evidentemente, al ser cortados no son huecos.

Exposición de los vasos

La incisión que se realiza para exponer un vaso puede localizarse en cualquier punto a lo largo del recorrido del mismo, pero evidentemente existen puntos más lógicos y accesibles que otros. En la elección del punto de inserción también se toma en cuenta la experiencia personal y el sentido práctico, dependiendo de las condiciones del cuerpo [16].

Es importante rasurar la zona donde se realizará la incisión dado que los vellos pueden ser grandes y estorbar en la zona de trabajo.

El tamaño de la incisión deberá ser suficiente como para poder realizar la manipulación del vaso, usualmente de 2-3 cm como máximo; incisiones más grandes implican falta de experiencia del embalsamador y poco apego a las medidas de cuidado cosmético. Para realizar la incisión inicial se usa un bisturí cuya hoja debe ser al menos del #15.

Una vez que dejamos la piel atrás, incluyendo al panículo adiposo, realizamos la disección de las fascias profundas por medio de la aguja de aneurisma y separadores; en ocasiones usamos la tijera para eliminar tejido conectivo. La misma aguja de aneurisma nos permite exponer el paquete vascular y eliminar el tejido conectivo a su alrededor.

Debe evitarse un error frecuente: hay embalsamadores que realizan una incisión de tamaño adecuada en piel pero no realizan una disección adecuada de planos profundos de modo que cuando llegamos al vaso, el tamaño del área de manipulación se reduce; ello dificulta las maniobras necesarias en tanto que puede hacer que el vaso se colapse o se rompa cuando es levantado o expuesto.

Una vez que aislamos la arteria de la vena y fascias circundantes (con la aguja de aneurisma), se elimina la lámina de tejido conectivo que posee y se colocan dos ligaduras por debajo de la misma, con una distancia de separación entre ellas de aproximadamente 1.5 cm [17].

La vena acompañante se separa de los tejidos circundantes por medio de la aguja de aneurisma, se elimina una pequeña lámina de tejido conectivo y se colocan dos ligaduras por debajo de ella con una distancia de separación similar a la mencionada en las arterias.

Incisión del Vaso

Cuando se realiza la incisión en una vena o arteria, debe ser del tamaño adecuado y suficiente para insertar el tubo arterial o el tubo de drenaje, según sea el caso. Si es más grande de lo ideal, eso debilita el vaso y puede romperlo al insertar los tubos.

La incisión se realiza habitualmente con tijeras, aunque hay quienes prefieren el bisturí. El diámetro del corte nunca debe ser superior al 50% del grosor del vaso, dado que eso promovería su ruptura [18]. El tipo de incisión depende mucho del vaso y de la experiencia del embalsamador, pudiendo ser transverso, longitudinal, triangular o en forma de T; lo más práctico es hacerlo longitudinal al vaso.

Inserción de los tubos (Arterial y de Drenaje)

Las ligaduras sirven para que una vez que se inserte el tubo correspondiente, pueda ser mantenido en su posición y, por lo tanto, ni se salga ni se mueva. Aunque hay cierta discrepancia entre embalsamadores, es práctico insertar primero el tubo de drenaje en la vena y posteriormente el tubo arterial. Los tubos deben recorrer el vaso una distancia de aproximadamente 5-6 cm para asegurar su posición adecuada y prevenir su salida accidental una vez que se active la bomba de inyección.

Cierre de la incisión

Una vez que termina el embalsamamiento vascular, se seccionan los vasos y sus extremos son cerrados con las ligaduras. Algunos embalsamadores incluso suturan los extremos de los vasos para prevenir fugas. El espacio debajo de la piel se llena con algodón y sellador en polvo para prevenir fugas por la herida. Finalmente se cierra la incisión cutánea. Para ello usualmente se realizan suturas, que varían de acuerdo con la experiencia del embalsamador y con el fin cosmético buscado. Pueden realizarse puntos simples, sutura subdérmica o cualquier otra técnica dominada por el embalsamador. Cuando se persigue un fin cosmético y la incisión es pequeña, algunos embalsamadores pegan con cianoacrilato los bordes de la herida, aunque esto no es recomendado en embalsamamientos de exposición prolongada o en cadáveres con alta posibilidad de fuga de líquidos.

REFERENCIAS

1. Bajracharya S, Magar A (2016). Embalming: an art of preserving human body. KUM Journal, 4(4): 554-557.
2. Bakhshi SS. (2001). Code of practice for funeral workers: managing infection risk and body bagging. Communicable Disease and Public Health; 4: 283-287.
3. Charlier P, Joly A, Champagnat J (2013). Death, cadavers and post-mortem biomedical research. J Relig Health, 52(4): 1346-55.
4. Demiryurek D, Bayramoglu A, Ustacelebi S. (2002). Infective agents in fixed human cadavers: a brief review and suggested guidelines. The Anatomical Record; 269: 194-197.
5. Doomernik DE, Kruse RR, Reijnen MM (2016). A comparative study of vascular injection fluids in fresh-frozen and embalmed human cadáver forearms J Anat, 22.
6. Gille RJ, Ribe M, Kreutz K (2006). The significance of the legal term "corpse" in forensic medicine. Arch Kriminol, 217(3-4): 81-91
7. Gisbert Calabuig, J. A. Villanueva, E. (2004): Medicina Legal y Toxicología (6ª edición). Editorial Massón, Barcelona.
8. Jaung R, Cook P, Blyth P (2011). A comparison of embalming fluids for use in surgical workshops. Clin Anat, 24(2): 155-61.
9. Jones DG (2014). Using and respecting the dead human body: an anatomist's perspective. Clin Anat, 27(6): 839-43.
10. Ikeda A, Fujimoto K, Yoshii I (1993). Arterial embalming method of the cadaver and its application to research. Kaibogaku Zasshi, 68(4):410-21.
11. Mayer RG. (2000). Embalming History, Theory and Practice (Tercera Edición). New York: McGraw Hill.
12. McDonagh AF (2010). Green jaundice revisited. Am J Med, 123(9): 23.
13. Natekar PE, Desouza FM (2012). A new embalming fluid for preserving cadavers. JKIMSU, 1(2): 76-80.
14. Oxentenko AS, Ebbert JO, Ward LE (2003). A multi-dimensional workshop using human cadavers to teach bedside procedures. Teach Learn Med, 15: 127-30.
15. Podgorny I (2011). Modern embalming, circulation of fluids, and the voyage through the human arterial system. Nuncius, 26(1):109-31.

16. Rae G, Husain M, McGoey R (2016). Postmortem aortic dissection: an artifact of the embalming process. J Forensic Sci, 61 suppl 1: S246-9.

17. Sugata Y, Miyaso H, Odaka Y (2016). Levels of formaldehyde vapor released from embalmed cadavers in each dissection stage. Environ Sci Pollut Res Int, 23(16): 16176-82.

18. Svidovyi VI, Riabinin IA (2011). The microflora associated with anatomical embalming as a harmful factor of a working process. Gig Sanit, 2:51-3.

CAPÍTULO 9

DISTRIBUCIÓN, DIFUSIÓN Y DRENAJE

Leticia Tiburcio Morteo
Evelyn Guadalupe Torres Capetillo
Edmundo Denis Rodríguez

Una vez realizada la inyección vascular, deberá analizarse los siguientes componentes que determinarán el éxito del proceso de embalsamamiento. Estos son: la distribución de los líquidos, la difusión al espacio intersticial y, finalmente, el drenaje por vía venosa. En este capítulo analizaremos cada uno de ellos.

DISTRIBUCIÓN

La Distribución se define como el desplazamiento de solución arterial desde el punto de inyección a través del sistema arterial y en los vasos capilares [1]. No debe confundirse con la Difusión, que como mencionaremos más adelante, se refiere al desplazamiento de solución arterial desde el interior del sistema vascular (intravascular) a través de las paredes de los capilares hacia los espacios de los tejidos (extracelular).

La aorta descendente y el cayado de la aorta son el centro de la distribución arterial. A partir de ahí se distribuye la solución de embalsamamiento a todas las otras partes del cuerpo [2]. La solución viaja a través de las grandes arterias, las cuales se van ramificando progresivamente y con ello van disminuyendo su calibre.

La reducción del calibre llega hasta el extremo en donde tenemos a los Capilares, los cuales son de tamaño microscópico y en vida solo permiten la circulación de las células sanguíneas una por una; esta situación morfológica es de vital importancia para el embalsamamiento, pues de esa manera se permite el contacto cercano entre la solución arterial y las paredes de los capilares, facilitando así la difusión.

Una vez que el líquido comienza a fluir por el árbol arterial, se encontrará con algunos factores que pueden limitar o imposibilitar su libre circulación, los cuales en conjunto conocemos como Resistencia [3].

Resistencia

La *Resistencia* se define como la combinación de factores que disminuyen, limitan o imposibilitan el flujo de la solución desde las arterias de mayor calibre hasta su llegada a los capilares

La resistencia afecta la distribución de la solución arterial. Si la distribución es adecuada, la difusión también lo será; por el contrario, una mala distribución equivale a una mala difusión y, por lo tanto, un mal embalsamamiento [4].

Los factores que generan resistencia pueden ser clasificados de la siguiente manera [5]:

a) Resistencias Intravasculares

Las resistencias intravasculares pueden ser originadas por el estrechamiento o la obstrucción de la luz de un vaso; este estrechamiento es causado por condiciones que pueden encontrarse en el interior del vaso o en las paredes del mismo.

Los factores de resistencia intravasculares son: coágulos, trombos, aterosclerosis, vasoconstricción, arteritis y el rigor mortis intravascular.

La formación postmortem de trombos y coágulos puede obstruir la luz del vaso. Por su tamaño, los coágulos no son capaces de atravesar la pared de las arteriolas y capilares y algunos son tan grandes que pueden bloquear arterias de gran calibre. Por ese motivo, su desplazamiento limita el flujo de solución a los territorios por ellos irrigados.

b) Resistencias extravasculares

Las resistencias extravasculares se refieren a todo factor externo al vaso que puede ejercer presión sobre el mismo, disminuyendo, limitando o impidiendo con ello el flujo de la solución de embalsamamiento. Los factores de resistencia extravascular son el rigor mortis, el gas cavitario, la expansión visceral, los tumores y ganglios inflamados, la ascitis, la presión de contacto, el peso visceral, los vendajes, el edema y la inflamación.

Aunque el rigor mortis no se presenta con la misma intensidad en todas las masas musculares, en algunos casos puede ser tan firme que disminuya o impida el flujo. De ahí la importancia del masaje previo al embalsamamiento, para romper la rigidez.

Los gases que se forman como producto de la descomposición abdominal pueden hacer presión sobre arterias grandes de la zona, como la aorta abdominal; la misma situación puede ser provocada por la expansión de las vísceras, especialmente cuando la solución se inyecta muy rápido [6]. El propio peso de las vísceras y la presencia de ascitis, dependiendo de la posición del cuerpo, pueden limitar el flujo.

Finalmente, no debemos dejar de tomar en cuenta que las zonas declives, que entran en contacto con la mesa de trabajo, pudieran ver limitado el flujo por ellas; la misma situación se ve en zonas vendadas o inflamadas por condiciones premortem.

c) Resistencias combinadas

Aunque por motivos didácticos se analizan las resistencias intravasculares y extravasculares por separado, en la práctica nunca vienen solas. Son dos o más factores, de cualquier tipo, con lo que tenemos que enfrentarnos en un embalsamamiento. De ahí la importancia del análisis del caso, para valorar con que nos podemos encontrar, incluso de manera anticipada.

La resistencia vascular no es del todo inadecuada. Si no hubiera resistencia alguna, el líquido fluiría con mucha velocidad y saldría nuevamente del cuerpo sin haber permitido una difusión al tejido intersticial. La resistencia permite que el líquido se conserve en los vasos por periodos más prolongados, lo que permite una mejor difusión [7].

Valoración de la Distribución

Existe una serie de indicadores que pueden utilizarse para determinar si la solución arterial está llegando a todas las regiones del cuerpo o si una zona en particular está quedando sin ser embalsamada. No sólo se trata de que la solución llegue a todos los tejidos sino que debe hacerlo en una cantidad adecuada para que su concentración no disminuya.

Los signos que determinan la existencia de una adecuada distribución, en su mayoría, también son indicativos de una buena difusión. Se pueden agrupar en dos categorías:

Coloración

Las nuevas soluciones de embalsamamiento tienen colorantes, habitualmente rojos o rosados, aunque esto varía de un laboratorio a otro. Cuando el líquido está llegando a los tejidos, comienza a notarse un cambio en la coloración superficial, en proporción directa a la magnitud con la que el líquido difunde en forma intersticial [8]. Del mismo modo, debe observarse una reducción e incluso eliminación de las lividices cadavéricas.

Morfología superficial

Conforme la solución se distribuye y difunde comienza a observarse el proceso de *deshidratación*, lo cual se aprecia como piel seca; esta resequedad es ligera pero resulta evidente su contraste con zonas en donde no ha llegado la solución, las cuales se aprecian brillantes y húmedas. Por otro lado, las zonas a donde la solución va llegando comienzan a perder *elasticidad*, la cual se hace evidente al pellizcar una zona y observar que no recupera del todo su forma habitual [9]. Adicionalmente, los tejidos superficiales y profundos comienzan a endurecerse poco a poco (no confundir con un rigor mortis previo), lo cual se aprecia al masajear las masas musculares y presionar la piel entre dos dedos, a manera de pinzamiento. Finalmente, las venas más grandes del cuerpo, como las yugulares, comienzan a aumentar su *volumen*, lo cual se aprecia superficialmente al ir adquiriendo un aspecto tortuoso, por regurgitación [10].

DIFUSIÓN

La *difusión* del líquido se puede definir como el paso de algunos elementos de la solución arterial desde la luz de los capilares hacia el espacio intersticial perivascular, llegando con ello a cada célula del cuerpo.

Los capilares son las porciones más pequeñas del sistema circulatorio, aunque si se les juntara nos daríamos en cuenta que la mayor parte de la sangre se encuentra circulando por ellos en un momento dado [11]. Los capilares están rodeados por una sola capa de células. Estas células tienen uniones que permiten el paso de sustancias hacia adentro o hacia afuera del vaso.

Una vez afuera de los capilares nos encontramos las células tisulares, ya sean de músculo o de cualquier otro tejido; entre las células hay una matriz semilíquida a través de la cual viajan en vivo todas las sustancias transportadas originalmente por la sangre.

Paso del capilar al espacio perivascular

El líquido de embalsamamiento abandonará el vaso por alguno de los siguientes tres sistemas.

a) *Filtración a presión*. Es uno de los sistemas de transporte de solución de embalsamamiento más importantes desde el punto de vista funcional. Cuando el líquido de embalsamamiento es inyectado en las arterias grandes, la bomba le confiere una presión y velocidad [12]; al llegar a los capilares, esta presión, junto con la disminución de la tensión superficial que proporcionan los surfactantes y humectantes, permiten el paso de la solución hacia el espacio pericapilar. Ello se facilita porque durante el periodo agónico se produce la expansión capilar, que amplía los espacios entre las células.

b) *Ósmosis.* La *ósmosis* se define como el paso de una solución de un medio menos concentrado a uno más concentrado. Ello se produce por una diferencia o gradiente de presión, en donde por naturaleza los compuestos o solutos pasan de un medio más diluído a uno más concentrado, en un intento de igualar la concentración a ambos lados de la membrana [13]. En el caso de la solución de embalsamamiento, habitualmente se prepara de tal forma que su concentración es menor que la del líquido matriz que se encuentra fuera de los capilares; ello permite que algunas sustancias del líquido de embalsamamiento pasen del interior al exterior de los capilares.

En relación con ello, cuando un embalsamador revuelve una solución de embalsamamiento con agua, fuera del cuerpo (antes de comenzar a embalsamar), entonces está realizando una *Dilución Primaria.* Pero cuando la solución se encuentra en los capilares y avanza al espacio pericapilar por ósmosis, entonces se está realizando la *Dilución Secundaria [14].* Este fenómeno debe tomarse en cuenta al determinar la concentración original extracorpórea del líquido de embalsamamiento.

c) *Diálisis.* Una solución de embalsamamiento está compuesta por el vehículo (solvente, como el agua u otros alcoholes) y un conjunto de sustancias cuyas moléculas son de tamaño variable (conservadores, humectantes, colorantes, perfumes, etc). Cuando las moléculas son pequeñas se les llama cristaloides pero cuando son grandes se les llama coloides [15]. La pared de los capilares es a final de cuentas una membrana y las membranas en general permiten el paso de ciertas sustancias, dependiendo del tamaño de sus moléculas. La *diálisis* se define como el paso de sustancias cristaloides (no coloides) a través de una membrana parcialmente permeable. Los cristaloides contenidos en una solución de embalsamamiento (conservadores y germicidas) pasan de un lado a otro de la pared capilar por medio de este mecanismo.

Paso del espacio pericapilar hacia las células tisulares

Una vez que el líquido de embalsamamiento pasa al espacio pericapilar, no deja de moverse, mezclándose con el líquido intersticial.

El *líquido intersticial* (el que se encuentra entre las células) es una solución viscosa que contiene varios compuestos orgánicos e inorgánicos como electrolitos, proteínas, carbohidratos, lípidos, enzimas, etc. Este líquido viscoso rodea las células del cuerpo y permite que se conecten los vasos con las células [16].

Ya sea por gravedad o por un fenómeno de difusión simple, las moléculas del líquido de embalsamamiento ingresan a las células, atravesando sus membranas por mecanismos similares a los mencionados en la sección previa. Finalmente, una vez que ingresa a la célula, los conservadores actúan sobre las proteínas del citoplasma y de la membrana, con lo que logran su efecto final.

EL DRENAJE VASCULAR

Se le llama *Drenaje* al proceso mediante el cual la sangre es eliminada de las venas, gracias a la fuerza ejercida por el líquido de embalsamamiento [17]. Aunque la importancia del drenaje es menor a la de la distribución y difusión de líquido (hay ocasiones en las que se puede embalsamar un cuerpo sin tener drenaje en absoluto), si se quiere obtener un embalsamamiento cosméticamente aceptable, es fundamental contar con un adecuado sistema de drenaje.

Objetivos

El Drenaje en embalsamamiento tiene los siguientes objetivos [18]:

- Reducir la dilución secundaria. Si no se elimina la sangre del cuerpo, ésta reducirá la concentración de los conservadores de la solución arterial.
- Eliminar manchas intravasculares producidas por la acumulación de sangre.
- Prevenir la distención tisular que puede ser provocada por el volumen del líquido arterial sumado al volumen de sangre y líquidos tisulares.
- Retardar la descomposición posterior al embalsamamiento, dado que la sangre retenida (no drenada) es un excelente medio de cultivo para bacterias saprofitas.

El proceso de drenaje se puede dar de dos maneras distintas (drenaje venoso o drenaje intracardíaco), aunque en la práctica diaria cerca del 90% de los drenajes se realizan por vía venosa.

El Drenaje venoso parte de la inyección de una solución por medio de una arteria de grueso calibre, la cual empujará a la sangre contenida en el árbol circulatorio para su salida a través de una vena de grueso calibre, previamente dispuesta para ello. Cuando la solución arterial pasa a través de los capilares y hacia las venas, diluye la sangre contenida en ella e incrementa la presión venosa. Con ello, la sangre fluirá hacia la zona con menor presión, que es justamente la vena que fue dispuesta previamente para el drenaje.

Métodos de drenaje

El drenaje venoso puede realizarse por algunos de los tres métodos siguientes [19]:

❖ Método alternado, en el cual se inyecta la solución arterial durante un tiempo breve, se cierra el flujo y se permite la salida por el sistema venoso. Este proceso se puede repetir varias veces.

❖ Método intermitente, en el cual la vía de drenaje se abre y se cierra durante periodos definidos de tiempo, en forma intermitente, pero el flujo de solución arterial se mantiene constante. Este sistema resulta ser el ideal en casi todos los casos, porque con ello se controla muy bien el flujo de drenaje y se evitar pérdidas de presión de inyección.

❖ Método continuo, en donde el flujo de entrada en la arteria y el flujo de salida en la vena se mantienen constantemente abiertos, sin interrupciones. Este método es el menos deseado porque se reduce considerablemente la velocidad y la presión de flujo, disminuyendo así la difusión de la solución de embalsamamiento.

Algunos embalsamadores practican el denominado Drenaje Preliminar, en el cual se abre la vía de drenaje sin haber ingresado la solución arterial. Contrario a la creencia popular, con ello no se colapsará el sistema venoso ni se limitará el drenaje posterior. Esta forma de drenaje se realiza al elevar y masajear los miembros superiores e inferiores y posteriormente tronco y abdomen, para facilitar el paso libre de la sangre por el sistema de drenaje.

REFERENCIAS

1. Anderson JA, Meissner JS, Ahuja SD (2015). Confirming Mycobacterium tuberculosis transmission from a cadaver to an embalmer using molecular epidemiology. Am J Infect Control, 43(5): 543-5.
2. Bakhshi SS. (2001). Code of practice for funeral workers: managing infection risk and body bagging. Communicable Disease and Public Health; 4: 283-287.
3. Balta JY, Cronin M, Cryan JF (2015). Human preservation techniques in anatomy: a 21st century medical education perspective. Clin Anat, 28(6): 725-34.
4. Charlier P, Joly A, Champagnat J (2013). Death, cadavers and post-mortem biomedical research. J Relig Health, 52(4): 1346-55.
5. Demiryurek D, Bayramoglu A, Ustacelebi S. (2002). Infective agents in fixed human cadavers: a brief review and suggested guidelines. The Anatomical Record; 269: 194-197.
6. Doomernik DE, Kruse RR, Reijnen MM (2016). A comparative study of vascular injection fluids in fresh-frozen and embalmed human cadáver forearms J Anat, 22.
7. Gille RJ, Ribe M, Kreutz K (2006). The significance of the legal term "corpse" in forensic medicine. Arch Kriminol, 217(3-4): 81-91
8. Hanzlick R. (1994). Embalming, body preparation, burial and disinterment. An overview for forensic pathologists. The American Journal of Forensic Medicine and Pathology; 15: 122- 131.
9. Jaung R, Cook P, Blyth P (2011). A comparison of embalming fluids for use in surgical workshops. Clin Anat, 24(2): 155-61.
10. MacDonald GJ, MacGregor (1997). Procedures for embalming cadavers for the dissecting laboratory. Proc Soc Exp Biol Med, 215(4): 363-5.
11. Majewski P, Pernak A, Iwanik K (2003). Ionic liquids in embalming and tissue preservation. Can traditional formalin-fixation be replaced safely? Acta Histochem, 105(2): 135-42.
12. McGovern PM, Vesley D, Kochevar L. (2000). Factors affecting universal precautions compliance. Journal of Business and Psychology; 15: 149-161
13. Mysorekar VR, Zargar RK (1997). Embalming and Preservation of Cadavers: An All-India Survey. J Anat Soc India, 26(3): 149-155.

14. Oatfield H (2009). A key to pharmaceutical and medicine chemistry literature. (Primera Edición). American Chemical Society, Pags 112-142.

15. Ohman C, Dall'Ara E, Baleani M (2008). The effects of embalming using a 4% formalin solution on the compressive mechanical properties of human cortical bone. Clin Biomech, 23(10): 1294-8

16. Rae G, Husain M, McGoey R (2016). Postmortem aortic dissection: an artifact of the embalming process. J Forensic Sci, 61 suppl 1: S246-9.

17. Reznick R, MacRae H (2006). Teaching surgical skills — Changes in the wind. N Engl J Med, 355: 2664-9.

18. Whitehead MC (2009). Methods to reduce formaldehyde levels of cadavers. Clin Anat, 22(3): 421.

19. Wisseman S (2001). Preserved for the after life. Nature, 413(6858): 783-4

CAPÍTULO 10

EMBALSAMAMIENTO DE CAVIDADES E HIPODÉRMICO

Patricia Beatriz Denis Rodríguez
Guadalupe Rosalía Capetillo Hernández
Edmundo Denis Rodríguez

En el presente capítulo haremos un análisis de dos técnicas de embalsamamiento que complementan lo realizado en la técnica vascular; el embalsamamiento de cavidades, que suele realizarse a la par de cavidades, y el embalsamamiento hipodérmico y superficial, que suele complementar a los anteriores en algunas situaciones especiales.

EMBALSAMAMIENTO DE CAVIDADES

El *embalsamamiento de cavidades*, como su nombre lo indica, es la técnica diseñada para embalsamar en forma efectiva el contenido de las cavidades torácica y abdominal [1]. Ocasionalmente, también se realiza el embalsamamiento de la cavidad craneal, en determinadas circunstancias.

Objetivos

La técnica de embalsamamiento de cavidades tiene como objetivos desinfectar y embalsamar las vísceras del tronco (tórax y abdomen) o el cráneo, por los siguientes motivos [2-3]:

a) Las vísceras tienen su propio aporte sanguíneo en vida y, por lo tanto, el embalsamamiento vascular permite que sus tejidos sean embalsamados; sin embargo, su contenido no puede ser embalsamado de esa manera.

b) La falta de embalsamamiento del interior de las vísceras origina el surgimiento de olores, gases y la aceleración de la putrefacción.

c) Pueden haber obstrucciones de la circulación local, abdominal o torácica, que impiden que algunas vísceras no sean correctamente embalsamadas.

d) La sangre del corazón y de los grandes vasos frecuentemente no abandona el cuerpo por medio del embalsamamiento vascular, motivo por el cual se aspira en el embalsamamiento de cavidades.

Por los motivos mencionados, el embalsamamiento de cavidades no debe ser visto como un complemento del embalsamamiento vascular, sino que es una técnica individual que debe realizarse en prácticamente todos los casos [4].

El embalsamamiento de cavidades puede realizarse antes o después del vascular; quienes lo realizan antes sostienen que con ello se disminuye el peso de las vísceras, se elimina gas y se disminuye el número de bacterias, lo cual facilita la distribución del líquido arterial y su potencia germicida [5]. Quienes lo realizan después sostienen que con el embalsamamiento vascular se endurecen las vísceras, lo cual facilita su penetración con el trócar y, con ello, la aspiración de sus contenidos. Lo más acostumbrado es realizar el embalsamamiento de cavidades en forma inmediata al vascular, antes o después.

Equipo e instrumental

En el embalsamamiento de cavidades se utiliza el siguiente equipo:

a) Aspirador, que puede ser hidráulico o eléctrico
b) Manguera de conexión al aspirador
c) Trócar de aspiración, de tamaño variable
d) Cánula de Embalsamamiento Cavitario
e) Instrumental para la incisión: bisturí, pinzas, separador, sutura
f) Fuente de agua

La solución de embalsamamiento cavitario

El peso promedio de todas las vísceras de un adulto de tamaño promedio es de 6-9 kg; por consiguiente, se requiere un volumen de líquido alto para poder embalsamar ese tejido [6]. Podemos establecer que un volumen de 700-900 ml de solución puede ser suficiente para un caso promedio, aunque eso puede variar según condiciones especiales.

Requisitos

La solución cavitaria no cuenta con el sistema de distribución que tiene la solución arterial, por lo que debe rodear las vísceras y penetrar a través de las paredes viscerales [7]. Por ese motivo, debe tener una elevada tensión superficial, facilidad de penetración y nula o mínima coagulación inicial (solo hasta que haya alcanzado planos más profundos). Su efecto germicida y conservador será mayor que la solución arterial pero su volumen total debe ser menor. Por ese motivo, la solución arterial no es útil para embalsamar cavidades [8].

El líquido cavitario se combina con diversos fluidos normales en el interior de las cavidades (sangre, linfa y otros líquidos), por lo cual su dilución secundaria es alta; por ese motivo, la concentración inicial de la solución cavitaria debe ser alta. Ello descarta una creencia popular en la que la botella de líquido cavitario es diluida con la misma cantidad de agua antes de introducirla a cavidad, para darle mayor volumen y mejorar su acceso a todos los rincones de las cavidades [9]. Si lo hacemos de ese modo, cuando entra a cavidad, se diluirá más y por ende perderá su efecto conservador y germicida.

Procedimiento

El embalsamamiento de cavidades tiene dos etapas: Aspiración e Inyección.

a) Aspiración de Cavidad

Consiste en el uso de un sistema mediante el cual se extraiga el líquido que pudiera estar concentrado o almacenado en el espacio entre vísceras, en el interior de las mismas o en el interior de los grandes vasos y el corazón [10].

Sus objetivos son los siguientes:

a) Extraer todos los contenidos líquidos y semisólidos del interior de las vísceras, reduciendo con ello la necesidad de germicidas en el líquido de cavidad.

b) Extraer líquidos y gases que se encuentren libres en la cavidad, los cuales incrementan la presión sobre el sistema vascular y reducen la eficacia de la distribución del líquido arterial.

c) Extraer la sangre retenida en el interior del corazón y de los grandes vasos; si no se elimina en forma satisfactoria puede desplazarse por gravedad hacia los capilares superficiales del cuello, pabellones auriculares o región facial, originando coloraciones no deseadas.

La aspiración de los contenidos líquidos y semisólidos de las cavidades torácica y abdominal permite un adecuado embalsamamiento [11]. Si no se realiza en forma adecuada, permite que grandes zonas queden sin embalsamar, con lo cual el procedimiento sería insatisfactorio.

Esta fase del procedimiento se realiza por medio de dispositivos llamados Aspiradores, que pueden ser eléctricos o hidráulicos (hidroaspiradores), los cuales se conectan al trócar, el cual es un tubo metálico hueco con punta afilada, de suficiente longitud para alcanzar los rincones necesarios en la aspiración correcta [12]. La potencia de los aspiradores es importante, dado que pueden encontrarse líquidos espesos y material semisólido que pudiera tapar el trócar si la potencia de aspiración no es la adecuada.

Debe prestarse especial atención a la aspiración de puntos especiales: corazón (por su contenido de sangre), grandes vasos (aorta, cavas, por el mismo motivo), pulmones (para extracción de gases) y algunas porciones del tubo digestivo (estómago, ciego, colon) para eliminación de gases, materias semisólidas (heces) y bacterias [13]. En el caso del estómago debe tomarse en cuenta la presencia de restos de alimentos.

La aspiración debe enfocarse en la extracción de los materiales enlistados en la Tabla 2, de acuerdo al sitio aspirado:

LOCALIZACIÓN	SUSTANCIA QUE DEBE ASPIRARSE
Estómago	Gases, restos de alimentos y ácido clorhídrico
Intestinos	Gases, líquidos y heces
Vejiga	Orina y Gas
Corazón y grandes vasos	Sangre retenida y gas
Pulmones	Pus, gas y sangre
Cerebro	Gases de putrefacción y sangre
Vesícula	Bilis, sangre, gas

Tabla 2. Materiales que deben ser aspirados en el embalsamamiento de cavidades

b) Inyección de Cavidad

La finalidad de la inyección de cavidad es colocar una solución con alto poder desinfectante y preservante en contacto directo con las vísceras y sus contenidos; ello previene las complicaciones que generaría que un enorme número de microorganismos intestinales sobrevivan, se multipliquen y migren a otras regiones del cuerpo.

El embalsamamiento de cavidades, especialmente de la abdominal, no es una tarea sencilla. La materia orgánica, como las heces fecales, son difíciles de alcanzar con el líquido cavitario, a la vez que reducen su eficiencia germicida [14]. Por otro lado, la pared intestinal es algo impermeable a los líquidos de embalsamamiento, especialmente cuando son de acción rápida (sin surfactante ni anticoagulantes).

La zona donde se realiza la incisión es algo variable. Algunos autores sostienen que debe situarse en la zona de epigastrio, aproximadamente 5-7 cm por encima del ombligo; el fundamento de esta localización es su posición medial entre el tórax y el abdomen, con ello dirigiendo el trócar de aspiración hacia arriba o hacia abajo. Otros autores prefieren realizar la incisión 5-7 cm por debajo del ombligo y hacia la derecha o izquierda, a la altura de hipogastrio o fosas ilíacas y, desde ahí, dirigir el trócar a toda la cavidad abdominal y torácica [15]. A final de cuentas, la selección del punto de ingreso depende en cierta medida de la experiencia del embalsamador, dado que no hay guías establecidas.

La solución de embalsamamiento se introduce a la cavidad por medio de la cánula específicamente diseñada para ello. Al momento de introducirlo, el trócar se va desplazando de tiempo en tiempo a diferentes zonas de ambas cavidades, con el objeto de que la solución llegue a todos los sitios deseados.

La solución de embalsamamiento cavitario debe introducirse bajo cierta presión (habitualmente por gravedad) pero a baja velocidad, dado que si se introduce rápidamente, la mayor parte de ella quedará en porciones específicas sin dar tiempo a la movilización del trócar.

c) Cierre de la Incisión

Al cerrar la incisión debe tomarse en cuenta que después del embalsamamiento cavitario es común que se presenten algunas fugas de líquido; por tal motivo, la selección del método es importante.

En lo general, el cierre de la incisión cavitaria puede realizarse por medio de sutura (puntos simples o en círculo), botones de trócar (dispositivos plásticos diseñados específicamente para cerrar incisiones de este tipo) o la colocación de algodón cubierto por una envoltura plástica de film transparente. El objetivo de cualquier método es prevenir la salida de líquidos o gases.

Embalsamamiento de cavidad craneal

En condiciones normales, la cavidad craneal no se embalsama. Excepciones a lo anterior serían cadáveres con hemorragia cerebral, formación de gases intracraneales, meningitis y septicemia [16]. En esos casos, se introduce el trócar a través de la placa cribiforme del etmoides, sitio por el cual se realiza la aspiración y posteriormente la introducción de alrededor de 80-100 ml de solución cavitaria sin diluir. Finalmente, se coloca algodón abundante en el sitio de entrada para evitar la fuga de líquidos y gas.

EMBALSAMAMIENTO HIPODÉRMICO Y SUPERFICIAL

El embalsamamiento hipodérmico y el embalsamamiento superficial se realizan únicamente en los siguientes contextos [17]:

a) Un cadáver en donde se aprecien zonas que no fueron suficientemente embalsamadas, ya sea por su tamaño, su lejanía de la vascularización o por la presencia de algún factor obstructivo.

b) Cuando se desea embalsamar un segmento corporal o una región que esté aislada del cuerpo completo (ya sea por mutilación o extirpación quirúrgica

c) Como complemento al embalsamamiento vascular en cadáveres que deberán permanecer mucho tiempo preservados antes de ser inhumados o incinerados

d) Como mantenimiento en cadáveres correctamente embalsamados pero que desarrollan hongos u otros saprófitos con el paso del tiempo.

Embalsamamiento superficial

Se le llama así a la aplicación tópica (superficial) de sustancias con fines preservantes, como un complemento a otras técnicas de embalsamamiento más profundas o integrales.

Indicaciones

a) Tratamiento de una piel intacta, sin lesiones, pero que tenga evidencias de no haber sido suficientemente embalsamada en forma arterial.

b) Embalsamamiento de una piel que presenta alteraciones superficiales de tipo traumático, como excoriaciones, exulceraciones, quemaduras y cualquier otro tipo de lesión superficial traumática.

c) Embalsamamiento de lesiones no traumáticas de la piel, como úlceras por decúbito, úlceras infecciosas, gangrena o necrosis.

d) Embalsamamiento de mantenimiento en cadáveres de larga data.

e) Embalsamamiento superficial de algunas estructuras aisladas, como por ejemplo una víscera.

f) Embalsamamiento de algunas superficies corporales internas, como el interior de la pared torácica o debajo de la piel cabelluda en cadáveres autopsiados.

Vehículos

Los productos de embalsamamiento superficial suelen encontrarse en tres presentaciones:

a) Líquidos

Habitualmente se trata de soluciones arteriales o cavitarias pero modificadas para su uso directo sobre piel o ciertos tejidos. Pueden contener cantidades variables de preservante (habitualmente formaldehído) y se aplican sobre la superficie deseada a través de compresas húmedas, que se dejan en contacto con el tejido por periodos variables, habitualmente de 5 a 10 minutos [18]. Su objetivo es preservar, cauterizar, secar, deodorizar o blanquear la piel o un tejido específico. Deben aplicarse y posteriormente cubrirse con compresas o film transparente para reducir su evaporación y toxicidad para el embalsamador.

b) Geles

Se trata de fórmulas preservantes con una consistencia más viscosa que los líquidos. Su contenido es muy similar al de los líquidos, aunque por su viscosidad se deben aplicar ya sea con la mano, con una brocha o pincel o por medio de compresas. Actúan directamente sobre el tejido y, si se dejan varias horas, pueden producir un efecto preservante y cosmético muy satisfactorio. Al igual que los líquidos, deben cubrirse con compresas o film plástico para reducir su evaporación y la posible contaminación para el embalsamador.

c) Polvos

Aunque los polvos preservantes se han usado desde hace muchos años, actualmente tienden al desuso, dado que los geles y los líquidos son más eficaces y en menos tiempo. No debe confundirse los polvos secantes y aromatizantes (talco, por ejemplo), con los verdaderos polvos preservantes, que tienen propiedades especiales. Los polvos se usan sobre superficies externas, como la piel, pero actualmente su uso se ha centrado particularmente en superficies internas, como en la cavidad torácica, abdominal o craneal.

Usos especiales del embalsamamiento superficial

1. *Embalsamamiento de los labios y cavidad oral.* Habitualmente se humedece un algodón o torunda con líquido superficial y se coloca en el interior de la cavidad oral; del mismo modo, puede colocarse por debajo de los labios (encima de los dientes). Ello disminuye la deshidratación del tejido, especialmente cuando se buscan fines cosméticos.

2. *Embalsamamiento de párpados.* Habitualmente se humedece pequeños trozos de algodón, los cuales se colocan por debajo de los párpados, para proporcionar volumen y al mismo tiempo preservar el interior de la cavidad ocular.

3. *Embalsamamiento de la cavidad nasal.* Se coloca algodón en el interior de los orificios nasales, empujándolo hacia adentro para que no sea visible; el algodón, previamente humedecido con solución de embalsamamiento, ayudará a conservar el tejido por más tiempo.

4. *Embalsamamiento de zonas no visibles.* En algunos casos se puede recurrir al uso de geles o líquidos para zonas del cuerpo que cosméticamente no requerirán un embalsamamiento prolongado (los pies, por ejemplo) y, con el uso de compresas humedecidas se puede lograr embalsamar lo que la técnica vascular no pudo.

Embalsamamiento hipodérmico

Se le llama así a la introducción directa en el tejido de una solución de embalsamamiento, por medio de una jeringa hipodérmica o un trócar de tamaño infantil.

Esta técnica es recomendable en las siguientes indicaciones:

a) Tratamiento de una piel intacta, sin lesiones, pero que tenga evidencias de no haber sido suficientemente embalsamada en forma arterial.

b) Embalsamamiento superficial de algunas estructuras aisladas, como por ejemplo una víscera.

c) Embalsamamiento de algunas superficies corporales internas, como el interior de la pared torácica o debajo de la piel cabelluda en cadáveres autopsiados.

La solución de embalsamamiento que se emplea por este medio puede ser aquella que se usa en el embalsamamiento vascular, aunque en algunos casos puede usarse la solución de cavidades [19].

Este método es más efectivo que el superficial en lo que se refiere al embalsamamiento de zonas pequeñas o incluso algunas zonas de mayor extensión que no respondieron bien al embalsamamiento vascular.

Condiciones especiales del embalsamamiento hipodérmico

1. *Región facial.* Habitualmente las inyecciones se realizan desde el interior de la boca, para evitar fugar sobre la superficie de la piel; de la misma forma puede embalsamarse la región de la nariz; la oreja usualmente se embalsama inyectando la región retro auricular, para hacerla menos visible.

2. *Manos y pies.* Usualmente la inyección se realiza en las palmas o plantas y en los espacios entre los dedos, para hacerlos menos visibles, cubriéndolos preferentemente con film transparente para evitar fugas.

3. *Zonas extensas.* Aunque no es lo acostumbrado, puede realizarse el embalsamamiento hipodérmico en zonas grandes, como el muslo, la pierna, el brazo y el antebrazo. Para ello se usa el trócar infantil, desplazándolo en el mismo eje de la piel hasta zonas lejanas, introduciendo el líquido de embalsamamiento en forma gradual.

4. *Zonas edematizadas, con aterosclerosis o gangrena.* En estos casos el embalsamamiento vascular pudiera no ser suficiente, lo que obliga al uso del método hipodérmico, asociado al superficial en casi todos los casos [20]. El trócar o la aguja hipodérmica permiten además la salida de líquido y gases retenidos.

REFERENCIAS

1. Ajalla P, Grease Km, Polanco S (2013). Revisión de la relación existente entre la exposición ocupacional al formaldehido y Leucemia. Medicina y Seguridad del Trabajo, 59(230): 112-123

2. Bajracharya S, Magar A (2016). Embalming: an art of preserving human body. KUM Journal, 4(4): 554-557.

3. Bakhshi SS. (2001). Code of practice for funeral workers: managing infection risk and body bagging. Communicable Disease and Public Health; 4: 283-287.

4. Charlier P, Joly A, Champagnat J (2013). Death, cadavers and post-mortem biomedical research. J Relig Health, 52(4): 1346-55.

5. Chiappelli J, Chiappelli T (2012). Drinking grandma: the problem of embalming. J Environ Health, 71(5): 24-8.

6. Dubois I (2011). Embalming: the living's final tribute to the deceased. Soins, 7(61): 50-2.

7. Ellis H. Teaching in the Dissecting Room (2001). Clinical Anat, 14:149-151.

8. Gille RJ, Ribe M, Kreutz K (2006). The significance of the legal term "corpse" in forensic medicine. Arch Kriminol, 217(3-4): 81-91

9. Ikeda A, Fujimoto K, Yoshii I (1993). Arterial embalming method of the cadaver and its application to research. Kaibogaku Zasshi, 68(4):410-21.

10. MacDonald GJ, MacGregor (1997). Procedures for embalming cadavers for the dissecting laboratory. Proc Soc Exp Biol Med, 215(4): 363-5.

11. Mysorekar VR, Zargar RK (1997). Embalming and Preservation of Cadavers: An All-India Survey. J Anat Soc India, 26(3): 149-155.

12. Natekar PE, Desouza FM (2012). A new embalming fluid for preserving cadavers. JKIMSU, 1(2): 76-80.

13. Nicholson HD, Samalia L, Gould M (2005). A comparison of different embalming fluids on the quality of histological preservation in human cadavers. Eur J Morphol, 42(4-5): 178-84.

14. Oatfield H (2009). A key to pharmaceutical and medicine chemistry literature. (Primera Edición). American Chemical Society, Pags 112-142.

15. Ohman C, Dall'Ara E, Baleani M (2008). The effects of embalming using a 4% formalin solution on the compressive mechanical properties of human cortical bone. Clin Biomech, 23(10): 1294-8

16. Svidovyi VI, Riabinin IA (2011). The microflora associated with anatomical embalming as a harmful factor of a working process. Gig Sanit, 2:51-3.

17. Whitehead MC (2009). Methods to reduce formaldehyde levels of cadavers. Clin Anat, 22(3): 421.

18. Wisseman S (2001). Preserved for the after life. Nature, 413(6858): 783-4

19. Witkowska A, Wiszniewska M, Krakowiak A (2014). Pulmonary tuberculosis of occupational origin in a funeral director: a case report. Med Pr, 65(3): 429-35.

20. Ziad B, Taghreed H, Marwan AH (2006). Attitudes and reactions of Jordanian medical students to the dissecting room. Surgical and Radiologic Anatomy, (4):416-421.

CAPÍTULO 11

CONDICIONES ESPECIALES DE EMBALSAMAMIENTO

Carlos Alberto Jiménez Baltazar
Patricia Beatriz Denis Rodríguez

En el presente capítulo analizaremos las condiciones especiales de embalsamamiento, es decir, aquellas modificaciones que deben realizarse en la técnica original, con el objetivo de permitir un embalsamamiento adecuado en situaciones que representan un reto por sí mismas; abordaremos aquellos escenarios que suelen encontrarse con frecuencia en la práctica diaria.

EL EMBALSAMAMIENTO EN LA EDAD PEDIÁTRICA

El proceso de embalsamamiento en la edad pediátrica representa un capítulo aparte, no solo por cuestión del peso corporal sino por algunas consideraciones adicionales que hacen que el embalsamamiento pediátrico sea especial.

Para fines de explicación, podemos dividir esta sección en dos partes: embalsamamiento de menores de 1 año y de niños de 1-5 años.

Embalsamamiento de recién nacidos y lactantes menores

En muchos casos, los padres realizan un proceso de velación muy corto, motivo por el cual algunos embalsamadores tienden a minimizar la importancia de un buen embalsamamiento en niños menores de 1 año.

En el embalsamamiento de menores de 1 año pueden cometerse dos errores [1], pero los más comunes y de mayor trascendencia final son:

1. *Embalsamamiento por ósmosis*, técnica que consiste en humedecer compresas con solución arterial o de cavidades y dejarlas en contacto con toda la superficie del cuerpo del recién nacido; esta es una práctica insatisfactoria dado que la penetración de las soluciones a través de la piel intacta es de muy poca profundidad y, por el contrario, puede provocarse una deshidratación importante, con un muy mal resultado cosmético.

2. *Embalsamamiento por el cordón umbilical.* Es una práctica relativamente común considerar que los vasos del cordón umbilical son útiles para hacer llegar la solución arterial a todo el organismo del menor. No es recomendable dado que los vasos son pequeños, están llenos de válvulas (tanto arterias como venas) y además el tejido del cordón es muy friable, dificultando su acceso.

Para realizar un adecuado embalsamamiento de un menor de 1 año se selecciona alguno de los dos siguientes vasos:

a) Aorta abdominal

Se realiza una incisión sobre la línea media del abdomen, desde el ombligo hasta el pubis; esta localización evita el contacto con el hígado, órgano muy grande en recién nacidos. Se desplaza el intestino delgado y se expone la aorta abdominal y la vena cava inferior, las cuales se encuentran por delante de la columna vertebral.

Justo dos centímetros por encima de su bifurcación en las arterias iliacas, se realiza la incisión para introducir los tubos de inyección. El drenaje se realiza a partir de la vena cava, la cual se secciona por completo y se permite que la sangre caiga en la cavidad abdominal, retirándola después por aspiración o con una esponja. Finalmente, se rellenan las vísceras con polvo preservante o sellador y se sutura la incisión inicial.

b) Aorta torácica

Se realiza una incisión sobre la línea media torácica; se realiza una ventana en el esternón; con ello se puede abrir el pericardio para exponer el corazón y el cayado de la aorta. La incisión del tubo arterial (preferentemente curvo) se realiza en la aorta, justo a su salida del corazón; aunque la técnica de la aorta torácica es más antigua, actualmente se recurre más frecuentemente a la aorta abdominal.

Algunos puntos adicionales en recién nacidos

a) *Tipo de solución utilizada.* La condición general del cuerpo del recién nacido y del lactante menor determinará el tipo y la concentración del líquido de embalsamamiento, pero en lo general no se requieren concentraciones altas; es preferible que los preservantes vayan mezclados con surfactantes y anticoagulantes para mejorar el resultado cosmético [2].

b) *Embalsamamiento superficial.* La piel del recién nacido y del lactante menor es muy frágil, por lo que el embalsamamiento superficial es una mala idea. Se prefiere aplicar únicamente una crema humectante, especialmente en zonas visibles como cara y manos.

c) *Embalsamamiento craneal.* El cerebro del recién nacido y del lactante menor se descompone con rapidez por lo que es recomendable embalsamar la cavidad craneal, por medio del uso de una aguja hipodérmica o un trócar pequeño para introducir 50-70 ml de solución cavitaria. El punto de ingreso es habitualmente la fontanela posterior, conocida coloquialmente como mollera.

Embalsamamiento en niños de 1-5 años

a) Vía de ingreso

En el caso de niños de 1-5 años, el embalsamamiento vascular se realiza habitualmente en la región femoral, usando por lo tanto la arteria y la vena femoral. Se prefiere la región femoral dado que el vaso ya es suficientemente grande para una distribución adecuada y se evita la necesidad de realizar incisiones abdominales o torácicas [3].

b) Tipo de solución utilizada

La solución de embalsamamiento no debe ser muy concentrada en formaldehído, con excepción de aquellos casos en los que exista descomposición, infección, necrosis o uremia [4]. La baja concentración de formaldehido permite que el tejido no se deshidrate y, en lo general, no se endurezca mucho. La dureza del tejido es importante, porque es común que los padres del niño lo lleguen a cargar y un efecto de este tipo les dejará un muy mal recuerdo de su menor.

c) Prevención de fugas de líquido

En todos los casos, debe usarse un polvo sellador antes de cerrar las incisiones, con el objetivo de evitar fugas de líquido; incluso puede ponerse algodón cubierto con un film transparente; este aspecto es de especial importancia en niños pequeños, por lo mencionado respecto a que los padres suelen cargarlos una vez embalsamados.

d) Posición del menor

Dado que en los niños el tamaño cefálico es grande y el tamaño del cuello pequeño, no es recomendable el uso de posicionadores occipitales, dado que eso generaría una posición irregular. En lo general, la posición de los niños una vez embalsamados debe semejarse a la que tendrían si estuvieran dormidos. Posiciones rígidas, con los brazos a los lados, pueden ser normales en un adulto, pero en niños pequeños no son tan recomendables.

EL EMBALSAMAMIENTO EN CADÁVERES AUTOPSIADOS

Es bastante frecuente que cualquier embalsamador se enfrente al hecho de que al cuerpo que va a embalsamar se le realizó una autopsia previa, ya sea médico clínica o médico legal. A continuación analizaremos las características especiales del embalsamamiento en un cuerpo autopsiado.

Los 10 pasos del embalsamamiento de cuerpos autopsiados

1. *Lavado del cuerpo, con solución germicida.* Debe permitirse que esta solución permanezca en contacto con el cuerpo durante al menos 10 minutos. Si existe rigor mortis, realizar un masaje para disminuirlo progresivamente.

2. *Apertura de cavidades, con desinfección de paredes internas.* Se retiran las suturas realizadas en la autopsia y se usa polvo preservante o solución en spray para desinfectar y embalsamar las paredes internas de cada cavidad.

3. *Disección y extracción de las vías vasculares en 6 puntos* (arterias femorales, axilares y carótidas, de ambos lados). Algunos embalsamadores prefieren inyectar en las piernas y los brazos antes de ajustar las facciones, aunque hay quienes prefieren ajustar las facciones antes de iniciar la inyección de la solución.

4. *Preparación de la solución arterial.* Considerar causa de muerte, tamaño del cadáver, intervalo postmortem, descomposición, humedad y refrigeración previa. Si se ha producido algún retraso entre el fallecimiento y la preparación, si el cuerpo ha estado refrigerado, o ambos casos, se necesita una solución arterial de concentración preservante y germicida mayor a lo habitual. La selección del líquido y la concentración de la solución lo determinarán también las condiciones presentes en el área del cuerpo que se va a inyectar.

5. *Inyección vascular,* con diferentes presiones y en el orden siguiente: pierna derecha, izquierda, brazo derecho e izquierdo y cervical derecha e izquierda. La concentración y el volumen del líquido varían de un cuerpo a otro, e incluso del lado derecho al izquierdo.

6. *Embalsamamiento hipodérmico* (tronco, hombros, cuello, glúteo). Según las incisiones realizadas en la autopsia, una porción del cuerpo no recibe suficiente solución arterial, incluso en la técnica de 6 puntos. En ese caso se usa el embalsamamiento hipodérmico. La solución que se usa puede ser la arterial o una mezcla de la solución de cavidades con agua. Además del embalsamamiento hipodérmico puede recurrirse al embalsamamiento superficial, especialmente en algunas zonas de la pared costal y en las vísceras [5]. Los productos en gel son

preferidos en estas circunstancias pues tienen mejor fijación y penetración que los líquidos y polvos.

7. *Embalsamamiento de cavidades torácica y abdominal:* Desinfección y preservación de paredes internas, aspiración de líquidos, aplicación de preservante visceral, cierre de heridas.

8. *Embalsamamiento de cavidad craneal:* secado, polvo preservante en paredes internas, solución cavitaria y cierre con sutura.

9. *Lavado y secado del cuerpo*

10. *Algodón y film transparente* en incisiones suturadas

Algunos aspectos especiales

Tipo de solución utilizada

Es común que cuando el cadáver autopsiado llega a la sala de embalsamamiento, el intervalo postmortem es como mínimo de 24 hrs pero en algunos casos puede ser mayor; además, si el cadáver se mantuvo a la intemperie o en refrigeración, las características de humectación del tejido y el grado de descomposición pueden variar [6]. Por ese motivo, se requieren habitualmente concentraciones altas de preservante vascular, similares a las usadas en la solución de cavidades.

Uso de colorantes

Debido al avance del intervalo postmortem, es común que se encuentra ya instalado el rigor mortis o que incluso haya pasado por completo; ello origina una mala distribución del líquido de embalsamamiento; por otro lado, la refrigeración induce hemólisis, con el consecuente cambio en la coloración del tejido [7]. Ello obliga al uso de colorantes en la solución arterial como un medio indirecto de valorar la distribución y difusión de la misma.

Presión y Drenaje

En un cuerpo autopsiado, la distribución del líquido puede verse alterada por el corte quirúrgico intencionado o accidental de algunos vasos sanguíneos; por consiguiente, se usa habitualmente la técnica de inyección en seis puntos, con lo cual se embalsaman segmentos corporales por separado. La presión usada en cada segmento pudiera ser diferente, individual. En un cuerpo autopsiado no es necesario insertar dispositivos de drenaje en las venas, dado que éste se lleva directamente desde la vena seccionada y el material de drenaje puede fluir directamente a las cavidades del cuerpo, en donde se extrae por aspiración [8].

EMBALSAMAMIENTO EN CONDICIONES DE PUTREFACCIÓN

Uno de los principales problemas para el embalsamador es la técnica de preservación en cuerpos con grados avanzados de descomposición (autolisis o putrefacción). En ellos se han acumulado gases, que distienden los tejidos.

El embalsamamiento de cuerpos parcialmente descompuestos debe ajustarse al grado de putrefacción y cantidad de tejido destruida. En algunos casos puede recuperarse el aspecto cosmético del cadáver pero hay casos avanzados en lo que lo único que se puede lograr es la destrucción de larvas y la eliminación de los malos olores [9].

En aquellos casos en los que la putrefacción apenas comienza, debe realizarse el embalsamamiento vascular e hipodérmico con soluciones de alta concentración preservante y germicida. En aquellos en los que la putrefacción es avanzada, puede intentarse el enfoque vascular como un medio de eliminar olores y larvas, pero la concentración de la solución debe ser sumamente alta, prácticamente sin diluir.

Puede usarse cualquier vaso pero es preferible el uso de las carótidas, pues son las que ofrecen mejor posibilidad de distribución en esas condiciones [10]. Si se requiere embalsamamiento hipodérmico como complemento, debe realizarse con una aguja grande o un trócar infantil para tener acceso a tejidos que se han vuelto más profundos por la distensión provocada por el gas.

Por razones obvias, el embalsamamiento cavitario es obligado y sumamente necesario. Debe realizarse en forma inmediata al vascular; la aspiración debe ser exhaustiva y posteriormente se introducen soluciones de alto contenido en preservante y germicida. Opcionalmente puede realizarse una segunda aspiración dos a cuatro horas después de haber terminado el procedimiento [11].

Una vez que se termina el embalsamamiento, el cuerpo debe cubrirse con compresas humedecidas con preservantes concentrados, especialmente en aquellos casos en los que existen ampollas o pérdida de piel derivados de la putrefacción.

La restauración de los rasgos faciales puede ser posible en algunos casos, usando embalsamamiento hipodérmico y eliminación del gas retenido en las órbitas, labios y nariz. Si el problema es muy avanzado, la restauración de los rasgos es imposible, motivo por el cual se realiza el embalsamamiento habitual pero se evita la exposición del cadáver a los familiares.

Finalmente, cuando se trata un cuerpo en descomposición deben tomarse medidas extras de protección contra riesgos biológicos: doble guante, cubrebocas (preferentemente humedecido con vinagre para disminuir la percepción del mal olor); si se cuenta con ello, el cuerpo puede ser cubierto con hielo o cal, lo cual disminuye mucho el olor y evita la fuga de líquidos [12].

EMBALSAMAMIENTO EN CADÁVERES CON DISCROMÍAS

A los cambios de coloración que puede presentar un cuerpo se les llama *Discromías*. Las Discromías pueden clasificarse en dos tipos:

a) *Discromías antemortem.* Son aquellas que aparecen en vida pero persisten después de la muerte. Ejemplos son las equimosis y la ictericia.

b) *Discromías postmortem.* Son aquellas que aparecen después de la muerte. Ejemplos son la coloración gris del formaldehído, las lividideces cadavéricas y la coloración verdosa de la putrefacción.

Otra forma de clasificar las Discromías consiste en su origen. Las podemos clasificar como:

a) *Discromías Vasculares.* Son aquellas que tienen su origen en la circulación sanguínea, ya sea dentro de los vasos (intravasculares) o fuera de ellos (extravasculares). Pueden ser antemortem o postmortem. Ejemplos de discromías vasculares son la intoxicación por monóxido de carbono, la congestión capilar, la hipostasis, las livideces cadavéricas, la equimosis, las petequias y los hematomas.

b) *Discromías farmacológicas.* Son producidas por la administración de cualquier fármaco que tenga la capacidad de cambiar el color de los tejidos del cuerpo. En todos los casos, son antemortem [13]. Ejemplos: sulfas (color amarillo), azul de metileno, quimioterapia (color café o rojo).

c) *Discromías patológicas.* Son alteraciones de la pigmentación producidas por una enfermedad en particular. Por lo tanto, todas son antemortem. Ejemplos: gangrena (color negro), ictericia (color amarillo), enfermedad de Addison (color amarillo a café), leucemia (color rojo violáceo por trombosis), leucoderma (color blanco), dermatosis cenicienta (color gris cenizo).

La técnica de embalsamamiento depende del color y del origen de la discromía.

En el caso de las discromías vasculares, el uso de la solución arterial puede disminuirlas en forma importante, especialmente si son intravasculares [14]. Ello se puede complementar con la realización de masajes y movimientos de porciones afectadas e incluso el embalsamamiento hipodérmico de algunas zonas específicas.

En el caso de las discromías farmacológicas, se utilizan soluciones diseñadas especialmente para ictericia, aunque este problema no sea el causante de la discromía [15]. La inyección arterial y su correspondiente drenaje pueden ayudar a disminuir la intensidad de la discromía. En aquellos casos en que la discromía persiste, puede ser necesario el uso de cosméticos.

En el caso de las discromías patológicas, el manejo depende de cada condición. Por ejemplo, en la ictericia se utilizan las soluciones para ictericia, que tienen colorantes que neutralizan el intenso tono amarillo [16]. En la enfermedad de Addison se utilizan soluciones con bajo contenido en formaldehído para que no se forme el tono gris de este último, empeorando con ello la tonalidad ocre del Addison. La coloración por leucemia se maneja en forma similar a las discromías vasculares localizadas. En todos los casos se requiere un manejo cosmético final.

EMBALSAMAMIENTO EN LA
ANOXIA POR SUMERSIÓN

La *anoxia por sumersión* se define como el fallecimiento de un individuo producido por asfixia secundaria a la entrada de líquido a la vía respiratoria. En estos casos, los pulmones se ensanchan y podemos encontrar agua tanto en la vía respiratoria como en estómago e intestino delgado. El rostro se aprecia pálido en periodos de sumersión cortos pero adquiere un tono rojo o azul violáceo en periodos mayores. Después de doce horas de sumersión, las manos adquieren un color azul grisáceo, la piel se arruga y se desarrolla un cambio llamado cutis anserina [17].

Estas son algunas de las condiciones a las que se puede enfrentar un embalsamador con un cadáver fallecido por anoxia por sumersión. La selección de la técnica y los productos de embalsamamiento dependerán del tiempo de sumersión, del grado de descomposición y de la constitución general del cadáver.

En todos los casos, el embalsamamiento debe ser realizado tan pronto sea posible, dado que la descomposición se acelera mucho, especialmente en climas templados, y especialmente cuando el cuerpo es extraído del agua.

En primer lugar debe intentarse eliminar el exceso de agua de las cavidades torácica y abdominal, habitualmente mediante la colocación del cuerpo en decúbito prono y la realización de un masaje y presión de la caja torácica (espalda y arcos costales). Posteriormente se inicia la inyección vascular, especialmente por medio de la región cervical [18]. Aunque la sangre es muy líquida y el volumen de drenaje es alto, esto no necesariamente significa que pueden eliminarse todas las discromías vasculares, dado que suceden fenómenos de hemólisis y extravasación capilar, con lo cual se limita el beneficio de la solución arterial.

Aunque la inyección por un solo punto es la técnica realizada habitualmente, en ocasiones se requieren otros puntos de ingreso, así como la realización de la técnica hipodérmica y superficial [19]; finalmente, el embalsamamiento de cavidades es fundamental, con aspiración completa de todos los líquidos y gases retenidos, uso de una cantidad adecuado de solución cavitaria y reaspiración de los contenidos 1-2 horas después de terminar la técnica inicial.

EMBALSAMAMIENTO EN CADÁVERES EDEMATIZADOS

El contenido hídrico del cadáver promedio es sumamente variable; existen algunas condiciones que promueven un aumento del contenido hídrico, condición denominada *edema,* el cual puede ser localizado o generalizado. Sin embargo, cabe hacer mención que el exceso de líquido no se encuentra en los vasos sino que se encuentra en los tejidos, extravasado, lo que lo convierte en un exudado [20].

El edema recibe varios nombres, dependiendo de su extensión y localización. *Anasarca* se refiere a un edema generalizado en todos los tejidos; *Ascitis* se refiere al edema de la cavidad peritoneal; *Hidrocele* es el edema del escroto; *Hidrotórax* es el edema de la cavidad pleural; *Hidrocefalia* es el edema de la cavidad craneana.

El embalsamamiento está diseñado para aumentar o disminuir el contenido hídrico de un cadáver hasta un punto en que adquiera un aspecto natural; sin embargo, tiene sus limitaciones. Si queremos retirar el exceso de contenido hídrico de un cuerpo sumamente edematizado, provocaríamos una importante deshidratación de los tejidos, que incluso podría modificar el aspecto general y las facciones del cadáver, lo cual es un pésimo resultado cosmético [21].

Importancia para el embalsamador

La importancia del edema para el embalsamador se basa en que este fenómeno puede provocar varios problemas en el cadáver:

a) Distensión de los tejidos
b) Aumento de la dilución secundaria de la solución arterial
c) Formación de ampollas en la piel
d) Alteración de la morfología y constitución general del cuerpo, especialmente en relación a los rasgos faciales y la forma de pies y manos.
e) Posibilidad de fuga de líquido después del embalsamamiento [22].

Manejo del edema

Los procedimientos realizados por el embalsamador dependen en gran medida de la localización y de la extensión de la acumulación.

En lo general, los cadáveres con edema generalizado son mucho menos comunes que aquellos con edemas localizados; en edemas generalizados se usan soluciones de mediana concentración de preservantes y germicidas, cuidando no usar presiones altas que podrían provocar intensificación del edema [23]. En edemas localizados, se puede realizan un embalsamamiento segmentario complementándolo con la técnica hipodérmica y superficial. El embalsamamiento de cavidades se realiza en todos los casos, haciendo especial énfasis en la aspiración de contenidos hídricos localizados, siempre que eso sea posible [24].

En todos los casos debe cuidarse que la técnica usada no deshidrate en forma excesiva al cadáver pues un aspecto deshidratado no será bienvenido por familiares en general acostumbrados a ver a su fallecido con un contenido hídrico mayor.

EMBALSAMAMIENTO EN TRASLADO PROLONGADO

Un problema especial para el embalsamador es encontrarse con un cadáver que será transportado a grandes distancias y que, por lo tanto, requiere conservarse en forma adecuada por periodos de días a semanas. En esos casos el problema no es únicamente el tiempo de preservación requerido sino además debemos contar la manipulación del cadáver durante el viaje y las condiciones atmosféricas del lugar hacia donde se dirige [25].

En estas condiciones se realizan cuidados especiales:

a) *Humectación de mucosas.* La mucosa de labios y ojos se reseca más rápidamente que el resto de la piel, lo cual obliga a la colocación de una cantidad abundante de crema humectante, previniendo con ello que los párpados se arruguen, la nariz se deforme y los labios se partan.

b) *Fijación de la mandíbula.* Durante el tiempo de traslado, la mandíbula puede separarse y dejar la boca abierta; hay que asegurarla con sutura o hilos metálicos.

c) *Maquillaje.* Si la distancia es larga, es mejor darle prioridad al uso de la crema humectante; al llegar a su destino, en la agencia funeraria pueden darle el toque cosmético final.

d) *Tipo de solución.* Depende del tiempo de traslado y condiciones atmosféricas pero en lo general se requieren soluciones de mayor concentración de preservantes y germicidas así como un aumento de la dilución primaria del líquido arterial. La solución debe inyectarse lentamente con una presión moderada, con el objeto de asegurar una adecuada difusión de la solución a los tejidos y prevenir la distensión localizada [26]. Puede usarse la técnica de inyección de un solo punto, especialmente el abordaje cervical.

e) *Drenaje.* Debe intentarse eliminar toda la sangre del cadáver, especialmente de lugares tradicionalmente conocidos como reservorios, como el corazón y los grandes vasos, para prevenir la aparición de discromías durante el viaje.

f) *Cavidades.* Durante el transporte de cadáveres, especialmente si se realiza por vía aérea, el líquido de embalsamamiento cavitario puede experimentar cambios con formación de gases y fugas ocasionales [27]. Por ello, la aspiración inicial debe ser máxima, se deben usar polvos para embalsamar cavidad y debe realizarse una reaspiración dos a tres horas después de terminar el embalsamamiento de cavidades.

g) *Protección del cadáver y la ropa durante el viaje.* Como pueden presentarse movimientos inesperados, especialmente en transporte por carretera o avión, el cadáver debe asegurarse para evitar su desplazamiento dentro del ataúd, protegiendo especialmente la cara y las manos con lienzos o rollos de algodón o tela [28]

REFERENCIAS

1. Anderson SD (2006). Practical light embalming technique for use in the surgical fresh tissue dissection laboratory. Clin anat, 19(1): 8-11

2. Bajracharya S, Magar A (2016). Embalming: an art of preserving human body. KUM Journal, 4(4): 554-557.

3. Bakhshi SS. (2001). Code of practice for funeral workers: managing infection risk and body bagging. Communicable Disease and Public Health; 4: 283-287.

4. Balta JY, Cronin M, Cryan JF (2015). Human preservation techniques in anatomy: a 21st century medical education perspective. Clin Anat, 28(6): 725-34.

5. Brenner E (2014). Human body preservation: old and new techniques. J Anat, 224(3): 316-44.

6. Bry F (2007). Embalming, or the process of preserving the body. Soins, 721: 42-3.

7. Charlier P, Joly A, Champagnat J (2013). Death, cadavers and post-mortem biomedical research. J Relig Health, 52(4): 1346-55.

8. Doomernik DE, Kruse RR, Reijnen MM (2016). A comparative study of vascular injection fluids in fresh-frozen and embalmed human cadáver forearms J Anat, 22.

9. Dubois I (2011). Embalming: the living's final tribute to the deceased. Soins, 7(61): 50-2.

10. Ellis H. Teaching in the Dissecting Room (2001). Clinical Anat, 14:149-151.

11. Gille RJ, Ribe M, Kreutz K (2006). The significance of the legal term "corpse" in forensic medicine. Arch Kriminol, 217(3-4): 81-91

12. Gisbert Calabuig, J. A. Villanueva, E. (2004): Medicina Legal y Toxicología (6ª edición). Editorial Massón, Barcelona.

13. Goyri J, Pais D, Freire F (2013). Improvement of the embalming perfusion method: the innovation and the results by light and scanning electron microscopy. Acta Med Port, 26(3); 188-194.

14. Jaung R, Cook P, Blyth P (2011). A comparison of embalming fluids for use in surgical workshops. Clin Anat, 24(2): 155-61.

15. Jones DG (2014). Using and respecting the dead human body: an anatomist's perspective. Clin Anat, 27(6): 839-43.

16. Majewski P, Pernak A, Iwanik K (2003). Ionic liquids in embalming and tissue preservation. Can traditional formalin-fixation be replaced safely? Acta Histochem, 105(2): 135-42.

17. Mayer RG. (2000). Embalming History, Theory and Practice (Tercera Edición). New York: McGraw Hill.

18. McDonagh AF (2010). Green jaundice revisited. Am J Med, 123(9): 23.

19. Natekar PE, Desouza FM (2012). A new embalming fluid for preserving cadavers. JKIMSU, 1(2): 76-80.

20. Nicholson HD, Samalia L, Gould M (2005). A comparison of different embalming fluids on the quality of histological preservation in human cadavers. Eur J Morphol, 42(4-5): 178-84.

21. Oatfield H (2009). A key to pharmaceutical and medicine chemistry literature. (Primera Edición). American Chemical Society, Pags 112-142.

22. Oxentenko AS, Ebbert JO, Ward LE (2003). A multi-dimensional workshop using human cadavers to teach bedside procedures. Teach Learn Med, 15: 127-30.

23. Podgorny I (2011). Modern embalming, circulation of fluids, and the voyage through the human arterial system. Nuncius, 26(1):109-31.

24. Reznick R, MacRae H (2006). Teaching surgical skills — Changes in the wind. N Engl J Med, 355: 2664-9.

25. Singh B, Khurana BS, Mahajan A (2010). Embalming and other methods of dead body preservation. Int J Med Toxicol, 12(3): 15-19

26. Svidovyi VI, Riabinin IA (2011). The microflora associated with anatomical embalming as a harmful factor of a working process. Gig Sanit, 2:51-3.

27. Vojtísek T, Prudil L, Hirt M (2006). The legal aspects of manipulation of dead body in the department of legal medicine and pathology. Soud Lek, 51(1): 2-5.

28. Wisseman S (2001). Preserved for the after life. Nature, 413(6858): 783-4

CAPÍTULO 12

MÉTODO THIEL SOFT FIX

Laura Roesch Ramos
Nayali Alejandra López Balderas
Edmundo Denis Rodríguez

INTRODUCCIÓN

Existen condiciones en que el cadáver debe ser embalsamado en forma prolongada, ya sea para un traslado distante o para el uso del cadáver en facultades de Medicina y centros hospitalarios, con fines didácticos.

En esos casos, tradicionalmente se usan soluciones de preservación con un alto contenido en formaldehído; los cadáveres embalsamados de esa manera sufren un proceso de momificación y pierden sus características que conservaban en vivo; el tejido se obscurece, se endurece en forma considerable y, por lo tanto, pierde su beneficio cosmético; adicionalmente, un cadáver en estas condiciones es poco útil para la realización de prácticas académicas con estudiantes de Medicina o especialidades quirúrgicas.

En vista de lo anterior ha surgido la necesidad de contar con técnicas de preservación a largo plazo en las que no solo se busque la conservación de los tejidos, sino que estos mantengan características relativamente similares a las presentadas in vivo, permitiendo con ello su utilización en anfiteatros y salas de práctica quirúrgica.

En los últimos 20 años han surgido nuevas técnicas con este fin, entre ellas el uso de sales concentradas, la plastinación y, en forma reciente, el método de Thiel, del cual hablaremos a continuación.

ORIGEN DE LA TÉCNICA

El método Thiel Soft-Fix es una técnica de embalsamamiento originalmente propuesta por el anatomista austríaco Walter Thiel, del Instituto de Anatomía de Graz, Austria [1]. La publicación original fue realizada en una revista en idioma alemán, motivo por el cual no fue del conocimiento general en un principio. 10 años después se publicó un segundo artículo, en idioma inglés, que ha motivado que en diversos centros alrededor del mundo se haya comenzado a implementar esta técnica [2].

El embalsamamiento tradicional utiliza concentraciones altas de preservantes, en especial formaldehído [3]. A partir de numerosos estudios, el formaldehído ha sido relacionado con diversas patologías, tanto agudas (irritación de la piel y conjuntivas, dificultad respiratoria) como crónicas (dermatitis crónica, opacidad corneal, alteraciones respiratorias y renales). Además de las patologías citadas, mención especial merece la relación existente entre el uso prolongado de formaldehído y la aparición de neoplasias malignas, especialmente hematológicas [4].

La técnica de Walter Thiel, conocida como *Thiel Soft Fix* (método del cadáver blando) ha ido ganando popularidad en el mundo [5]. En el año 2011 se realizó un estudio en el que observó que esta técnica es conocida en el 53% de los departamentos de anatomía, disección y ciencias forenses en el mundo, aunque su uso rutinario como método de embalsamamiento sólo se realiza en el 10% de los centros incluidos [6]. Su principal uso se encuentra en Europa, aunque en años recientes ha comenzado a usarse en otros países, como la India, Tailanda, Japón y Argentina [7].

FUNDAMENTO CIENTÍFICO

El embalsamamiento moderno utiliza diversos preservantes, pero el más frecuente es el formaldehído; aunque en la actualidad se utilizan surfactantes y modificadores para mejorar el resultado cosmético de dicha técnica, cuando los cadáveres requieren ser embalsamados por periodos prolongados, se requieren altas concentraciones de formaldehído [8]. Como consecuencia, los tejidos se deshidratan, se endurecen y cambian su color y aspecto general, dificultando su uso en prácticas de Anatomía, Cirugía y Técnicas Intervencionistas.

La técnica Thiel Sof Fix utiliza preservantes distintos al formaldehído; de hecho, aunque lo contiene, su concentración es muy baja [9]. Es una técnica diseñada para que los tejidos, especialmente el muscular y tegumentario, conserven la mayor parte de su textura y tonicidad premortem [10]. En un estudio realizado en tejido muscular y conectivo se observó que en las muestras tomadas de cadáveres embalsamados con la técnica Thiel Soft Fix, el tejido muscular presentó degradación focal y pérdida de la distribución de las fibras, a diferencia de cadáveres no embalsamados o cadáveres embalsamados con formaldehído [11]; esta observación hace pensar que los cambios musculares y conectivos pudieran explicar la consistencia blanda observada en la técnica Thiel Soft Fix [12-13].

DESCRIPCIÓN DE LA TÉCNICA

El éxito de la técnica Thiel Soft-Fix depende de la realización completa y ordenada de las etapas que la componen [14]. Esta técnica tiene dos fases [15]:

a) Embalsamamiento Vascular Inicial.

Posterior al lavado y drenaje de todo el árbol vascular, para eliminar coágulos y cualquier otro factor que disminuya la circulación del líquido, se introduce por vía cervical (arteria carótida interna o carótida común) la solución de Inyección, la cual se obtiene combinando la Solución A y la solución B (propuestas por Thiel) y agregando 300 ml de formol y 700 g de sulfito de sodio, para un volumen total de 15.7 litros.

La Solución A contiene 3% de ácido bórico, 30% de etilenglicol, 20% de nitrato de amonio, 5% de nitrato de potasio y 42% de agua para un volumen total usual de 14–15 litros.

La solución B contiene 10% de etilenglicol y 1% de 4-cloro-3-metilfenol (clorocresol) para un volumen total de 500 ml. Esta misma mezcla se introduce al cuerpo por vía oral y rectal para intentar incorporarlo al tubo digestivo y árbol respiratorio.

b) **Inmersión.**

Una vez que se incorporó al cadáver la solución de inyección, se coloca en una pileta o tina, que contiene la denominada Solución de Inmersión.

Esta solución contiene 10% de etilenglicol, 2% de formol, 2% de la solución B de Thiel, 3% de ácido bórico, 10% de nitrato de amonio, 5% de nitrato de potasio, 7% de sulfito de sodio y 65% de agua, para un volumen total que dependerá del tamaño de la pileta, pero suficiente para sumergir al cuerpo en su totalidad.

El tiempo total de inmersión recomendado es de 30 días, lo cual permite que conserve sus características aún después de su uso repetido [16]. Una vez pasado este periodo, el cuerpo se extrae de la pileta y se coloca en una bolsa con cierre hermético; si con el tiempo se observan signos de deshidratación, puede volver a sumergirse el cadáver en la misma pileta, por un periodo de 5-7 días [17]. Incluso pueden introducirse fragmentos corporales en la solución de inmersión y tras un periodo de 2-3 meses recuperan su tonicidad original en vivo [18].

USOS ACTUALES

Los cadáveres preservados por medio del método de Thiel Soft-Fix han sido utilizados en diversas áreas del campo médico intervencionista. En lo general, su consistencia blanda ha permitido que los estudiantes de Medicina y Cirugía puedan realizar prácticas de disección en condiciones muy similares a las que presentarían en un cadáver vivo.

Se han realizado estudios en los que se valora la experiencia subjetiva de estudiantes de Medicina utilizando el cadáver preservado con el método de Thiel Soft-Fix observándose una marca preferencia por encima de los cadáveres tradicionalmente embalsamados con formaldehído a altas concentraciones [19].

Los cadáveres preservados con esta técnica han sido utilizados en la práctica y valoración de estudios de diagnóstico intervencionista, como por ejemplo la endoscopía de tracto urinario [20] y resonancia magnética [21].

También se ha utilizado en la práctica de procedimientos quirúrgicos o invasivos como por ejemplo el transplante renal [22], laparoscopía abdominal [23], cirugía de tiroides [24], procedimientos urológicos [25], cirugía oral [26], microcirugía vascular [27], nefrectomía [28-29] e intubación orotraqueal [30].

Finalmente se han utilizado en diversos estudios de fisiología tisular, como por ejemplo estudios biomecánicos del tejido tendinoso [31], estudios de la mecánica acústica del oído medio [32] y determinación de las propiedades mecánicas del hueso cortical [33]. Es evidente que con el aumento del conocimiento mundial acerca de esta técnica, serán cada vez más numerosas las aplicaciones diagnósticas y quirúrgicas.

REFERENCIAS

1. Balta JY, Lamb C, Soames RW (2015). A pilot study comparing the use of Thiel- and formalin-embalmed cadáver in the teaching of human anatomy. Anat Sci Educ, 8(1): 86-91.

2. Bele U, Kelc R (2016). Upper and lower urinary tract endoscopy training on Thiel-embalmed cadavers. Urology, 93: 27-32

3. Benkhadra M, Bouchot A, Gerard J (2011). Flexibility of Thiel's embalmed cadavers: the explanation is probably in the muscles. Surg Radiol Anat, 33(4): 365-8.

4. Benkhadra M, Gerard J, Genelot D (2011b). Is Thiel's embalming method widely known? A world survey about its use. Surg Radiol Anat, 33(4): 359-63.

5. Bertone VH, Blasi E, Ottone NE (2011). Walther Thiel Method for the preservation of corpses with maintenance of the main physical properties in vivo. Rev Arg Anat, 2(3): 71-100

6. Cabello R, Gonzalez C, Quicios C (2015). An experimental model for training in renal transplantation surgery with human cadavers preserved using W. Thiel's embalming technique. J Surg Educ, 72(2): 192-7.

7. Eisma R, Gueorguieva M, Immel E (2013). Liver displacement during ventilation in Thiel embalmed human cadavers - a possible model for research and training in minimally invasive therapies. Minim Ivasive Ther Allied Technol, 22(5): 291-6.

8. Eisma R, Lamb C, Soames RW (2013b). From formalin to Thiel embalming. What Changes? One anatomy department's experiences. Clin Anat, 26(5): 564-71.

9. Eisma R, Mahendran S, Majumdar S (2011). A comparison of Thiel and formalin embalmed cadavers for thyroid surgery training. Surgeon, 9(3): 142-6

10. Fessel G, Frey K, Schweizer A (2011). Suitability of Thiel embalmed tendons for biomechanical investigation. Ann Anat, 193(3): 237-41.

11. Gueorguieva MJ, Yeo DT, Eisma R (2014). MRI of Thiel-embalmed human cadavers. J Magn Reson Imaging, 39(3): 576-83.

12. Guignard J, Stieger C, Kompis M (2013). Bone conduction in Thiel-embalmed cadaver heads. Hear Res, 306: 115-22.

13. Hammer N, Löffler S, Bechmann I (2015). Comparison of modified Thiel embalming and ethanol-glycerin fixation in an anatomy environment: Potentials and limitations of two complementary techniques. Anat Sci Educ, 8(1): 74-85.

14. Hassan S, Eisma R, Harry LE (2014). Surgical training of anastomotic technique using Thiel cadaver. J Plast Reconstr Aesthet Surg, 67(10): 250-1.

15. Hayashi S, Naito M, Kawata S (2016). History and future of human cadaver preservation for surgical training. Anat Sci Int, 91(7): 1-7.

16. Healy SE, Rai BP, Biyani CS (2015). Thiel embalming method for cadaver preservation: a review of new training model for urologic skills training. Urology, 85(3): 499-504.

17. Hölzle F, Franz EP, Lehmbrock J (2012). Thiel embalming technique: a valuable method for teaching oral surgery and implantology. Clin Implant Dent Relat Res, 14(1): 121-6.

18. Hunter A, Eisma R, Lamb C (2014). Thiel embalming fluid: a new way to revive formalin-fixed cadaveric specimens. Clin Anat, 27(6): 853-5.

19. Joy J, Mcleod G, Lee N (2015). Quantitative assessment of Thiel soft-embalmed human cadavers using shear wave elastography. Ann Anat, 202: 52-6.

20. Liao X, Kemp S, Corner G (2015). Elastic properties of Thiel-embalmed human ankle tendon and ligament. Clin Anat, 28(7): 917-24.

21. Munirama S, Eisma R, Columb M (2016). Physical properties and functional alignment of soft-embalmed Thiel human cadáver when used as a simulator for ultrasound-guided regional anaesthesia. Br J Anaesth, 116(5): 699-707.

22. Obedescu A, Moubayed SP, Harris PG (2014). A new microsurgical model using Thiel-embalmed arteries and comparison of two suture techniques. J Plast Reconstr Aesthet Surg, 67(3): 389-95.

23. Okada R, Tsunoda A, Momiyama N (2012). Thiel´s method of embalming and its usefulness in surgical assessments. Nihon JGK, 115(8): 791-4.

24. Prasad B, Tang B, Eisma R (2012). A qualitative assessment of human cadavers embalmed by Thiel's method used in laparoscopic training for renal resection. Anat Sci Educ, 5(3): 182-6.

25. Rai BP, Stolzerburg JU, Healy S (2015). Preliminary validation of Thiel embalmed cadavers for laparoscopic radical nephrectomy. J Endourol, 29(5): 595-603.

26. Sangchay N (2014). The soft cadaver (Thiel´s method): The new type of cadaver of Department of Anatomy, Siriraj Hospital. Siriraj Med H, 66: 228-231.

27. Szücs Z, Lázló CJ, Baksa G, (2016). Suitability of a preserved human cadaver model for the simulation of facemask ventilation, direct laryngoscopy and tracheal intubation: a laboratory investigation. Br J Anaesth, 116(3): 417-22.

28. Thiel W (1992). The preservation of the whole corpse with natural color. Ann Anat, 174(3): 185-95.

29. Thiel W (2002). Supplement to the conservation of an entire cadaver according to W. Thiel. Ann Anat, 184(3): 267-9.

30. Unger S, Blauth M, Schmoelz W (2010). Effects of three different preservation methods on the mechanical properties of human and bovine cortical bone. Bone, 47(6): 1048-53

31. Verstraete MA, Van Der Straeten C, De Lepeleere B (2015). Impact of drying and thiel embalming on mechanical properties of achilles tendons. Clin Anat, 28(8): 994-1001.

32. Wilke HJ, Werner K, Häussler K (2011). Thiel-fixation preserves the non-linear deformation characteristic of spinal motion segments, but increases their flexibility. J Mech Behav Biomed Mater, 4(8): 2133-7

CAPÍTULO 13

PLASTINACIÓN

Guadalupe Rosalía Capetillo Hernández
Leticia Tiburcio Morteo
Edmundo Denis Rodríguez

INTRODUCCIÓN

En los últimos 20 años, el desarrollo de la plastinación ha permitido el conocimiento profundo de la anatomía; en lo particular, ha permitido contar con muestras anatómicas ideales para la enseñanza, aunque su valor investigativo ha venido incrementándose [1]. Sin embargo, a partir del surgimiento de la exposición Body Worlds [2], en la que los cuerpos plastinados han sido expuestos al público con fines didácticos y artísticos, ha surgido un considerable debate que ha cuestionado la validez científica de la técnica y los aspectos éticos del manejo de la muerte [3].

La plastinación es una técnica de preservación tisular creada con el objeto de contar con un cadáver inodoro y durable [4]. Las piezas plastinadas carecen de los efectos dañinos del formaldehido, constituyendo una excelente herramienta para la enseñanza y la práctica quirúrgica [5]

ANTECEDENTES

El término "plastinación" proviene del griego "plassein", que significa "dar forma" [6]; sin embargo, la creación y aplicación actual del término se atribuye al profesor Gunther von Hagens [7], anatomista alemán que diseñó esta técnica desde 1977 en la Universidad de Heidelberg, Alemania [8].

La plastinación es una técnica inventada por Gunther von Hagens en 1977, inicialmente como parte de su trabajo en el Instituto de Anatomía de la Universidad de Heidelberg [9]. En un principio buscaba mejorar la calidad de muestras renales en el laboratorio, motivo por el cual experimentó con diversos polímeros; tras muchos intentos, desarrolló la técnica de plastinación tal y como la conocemos ahora [10]. Poco después patentó la técnica y creó una empresa denominada *Biodur*, nombre bajo el cual se comercializan diversas resinas en todo el mundo [11].

En 1986, von Hagens fundó la Sociedad Internacional de Plastinación y un año después se publicó por vez primera el *Journal of the International Society for Plastination*. En 1993, von Hagens fundó el Instituto de Plastinación en Heidelberg. 2 años después, por invitación de la Sociedad Japonesa de Anatomía presentó una exhibición de las piezas y cuerpos plastinados en el Museo Nacional de Ciencias en Tokio. Esta exhibición marcó un parteaguas en la creación de una serie de exposiciones denominadas *Body World*, que se han realizado en diversas partes del mundo.

LA TÉCNICA

La plastinación es un método de preservación tisular que busca conservar su apariencia in vivo; los fluidos corporales son sustituidos por materiales sintéticos.

El proceso convencional de plastinación tiene las siguientes etapas [12]:

a) **Fijación**. El cuerpo o tejido se conserva en formaldehido para evitar la descomposición.

b) **Deshidratación**. Una vez que se realizan las disecciones, el cuerpo se coloca en un baño de acetona. Bajo condiciones de congelación, la acetona sustituye todo el contenido hídrico en el interior de las células.

c) **Impregnación forzada**. El tejido o cuerpo es colocado en un baño de polímero líquido, como silicona, poliéster o resina epoxi. Al crear un vacío, la acetona se evapora, dejándole su lugar al polímero, con lo cual la célula queda llena de un plástico líquido.

d) **Endurecimiento.** El plástico debe ser tratado con gas, calor o luz UV para endurecerlo. El resultado es conocido como *Plastinado*, ya sea un tejido, un órgano o el cuerpo completo.

Los principios básicos de las técnicas de plastinación son básicamente los mismos con los diferentes polímeros, con ciertas especificaciones [13]. En términos generales, el proceso de plastinación corporal inicial con la correcta elección de las piezas a plastinar. Lo ideal es que el intervalo postmortem sea corto (máximo 10 días) con el objetivo de disminuir los cambios autolíticos [14]; del mismo modo, se prefiere que el peso y la talla del cadáver sean promedios para edad adulta, con ausencia de deformidades que afecten la morfología de la pieza plastinada [15].

La plastinación puede realizarse con diversos polímeros, de los cuales los más frecuentemente utilizados son el hule de silicón, las resinas epóxicas y las resinas de poliéster [16].

El hule de silicón es la resina usada con más frecuencia, debido a la facilidad de su implementación y, en lo general, a su bajo costo [17]. El silicón utilizado se comercializa principalmente a través de la marca *Biodur*, quien le ha asignado diversos números para su identificación, como por ejemplo, S3, S6 y S10 [18]. Sin embargo, dado que son marcas patentadas, no se conoce su composición exacta [19]; recientemente se realizó un estudio por medio de resonancia magnética multinucleada, cromatografía y espectroscopía infraroja, determinando que el silicón S10 es pilidimetilsiloxano, el S6 es tetraetoxisilano y el S3 es una combinación de resinas entre las que sobresale el dibutilindilaurato [20].

En casos especiales se utilizan las resinas epoxi y las resinas de poliéster [21]. En el caso de las resinas epoxi, su metodología es más complicada que aquella utilizada en el hule de silicón, pero tiene ciertas ventajas como su durabilidad sin modificarse químicamente, lo cual permite realizar plastinaciones durante tiempos prolongados. Su poder de refracción es mayor lo cual permite que las laminillas plastinadas sean transparentes cuando su superficie es lisa [22].

En el caso de las resinas de poliéster, se usan especialmente en la plastinación del tejido cerebral [23], aunque se han usado recientemente en otro tipo de tejidos. Se comercializan con diversos nombres, todos ellos patentados por *Biodur*, como P35 y P40.

Además del silicón, el poliéster y las resinas epoxy, se han llegado a utilizar otros polímeros, como por ejemplo las resinas de polipropileno y el Ortocril, las cuales permiten conservar el máximo de color con mínima reducción del tamaño de la pieza [24].

VENTAJAS DE LA PLASTINACIÓN

La preservación tradicional a largo plazo involucra el uso de sustancias irritantes o tóxicas, especialmente el formaldehído [25]. Este último ha sido relacionado con toxicidad aguda (irritación cutánea, ocular o respiratoria) o crónica (conjuntivitis, bronquitis, alteraciones hepáticas o renales y trastornos linfo y mieloproliferativos).

La plastinación es una alternativa usada en cientos de laboratorios en el mundo [26]. Una de sus ventajas es que proporciona tejidos, órganos o cuerpos enteros para su manipulación y análisis por estudiantes de Medicina y algunas especialidades quirúrgicas, tanto en animales como en seres humanos.

Otra ventaja de las muestras plastinadas es que conservan su arquitectura original, con lo cual pueden ser usadas en la enseñanza de técnicas endoscópicas y anatomía gastrointestinal [27].

Finalmente, otro de sus atractivos es el costo. Von Hagen estipuló que un laboratorio de plastinación costaría aproximadamente 50,000 dólares y los químicos un aproximado de 40 dólares por kilo de tejido; sin embargo, otros autores sostienen que con técnicas modificadas a la original, los costos se reducen considerablemente. Sugieren que por ejemplo un corazón plastinado tendría un costo de 20 dólares, sin necesidad de mantenimiento [28].

Sin embargo, la técnica de plastinación debe realizarse en forma adecuada, pues de lo contrario se presentan algunas fallas en las piezas plastinadas, como errores en la conformación general, cambios de coloración y alteraciones de preservación [29].

APLICACIONES

Las piezas plastinadas son más conocidas en la actualidad por las exposiciones artísticas realizadas a través de *Body Worlds [30]*. Sin embargo, aunque ello les ha quitado validez y confiabilidad científica, no debe perderse el objetivo original de la creación de la técnica: preservar una pieza, órgano o un cuerpo entero, en las condiciones adecuadas, sin los efectos adversos propios del formaldehido [31].

Sus aplicaciones actuales tienen que ver con su uso en la enseñanza de la Anatomía en facultades de Medicina, Odontología y Medicina Veterinaria [32]· así como en centros hospitalarios e Institutos de Anatomía en todo el mundo; los estudiantes que trabajan con cuerpos plastinados han manifestado un alto grado de aceptación, en comparación con los cuerpos embalsamados tradicionalmente con formaldehído [33].

Otra de sus aplicaciones es la realización de prácticas de métodos diagnósticos intervencionistas [34] y protocolos de investigación en áreas tan diversas como la Gastroenterología, Odontología [35], Nefrología e incluso Oftalmología [36].

ASPECTOS ÉTICOS

Grupos religiosos asumen que la exhibición en museo de cuerpos plastinados va en contra de las leyes de la naturaleza, argumentando que los seres humanos deben ser respetados tanto en vida como después de ella. Sin embargo, la exhibición de von Hagen se ha presentado en varias ciudades del mundo, con asistencia multitudinaria; incluso hay una lista de más de 3000 personas que desean ser plastinadas al morir. El 82% de los visitantes a las exposiciones acudieron para incrementar su conocimiento sobre la anatomía corporal, aunque 50% presentaron cierta incomodidad al observar las piezas plastinadas y su realismo [37].

En las exposiciones de *Body Worlds*, los cuerpos son mostrados de una manera artística con el objetivo de promover la educación tanatológica en la audiencia. Sin embargo, los objetivos son un tanto ambiguos y algunos de ellos pudieran ser considerados violaciones de la dignidad humana [38]. En lo particular resalta el hecho de que las piezas tienen la firma escrita de von Hagens así como la fecha de creación de la muestra plastinada, motivo por el cual se consideran como piezas artísticas y a von Hagens como el artista que las originó, violando con ello la dignidad personal de los donadores. En general se considera que el uso educacional de los cadáveres cumple con los principios éticos sólo en aquellos casos en los que su utilidad es importante, no existen otras formas de lograr el mismo objetivo y se cuida en todo momento el respeto a la dignidad del donador [39].

REFERENCIAS

1. Bohannon J (2003). Gunther von Hagens Plastination: putting a stopper in death. Science, 301 (5637): 1173.

2. Bouffard C, Bouffard M (2012). Spectacular anatomy: plastination and salutary dread. Lancet, 379 (9817): 704-5.

3. Burns L (2007). Gunther von Hagen's Body Worlds: selling beautiful education. Am J Bioeth, 7(4): 12-23.

4. Chaynes P, Mingotaud AF (2004). Analysis of commercial plastination agents. Surg Radiol Anat, 26(3): 235-8.

5. Cohn F (2002). Re-inventing anatomy: the impact of plastination on how we see the human body. Clin Anat, 15(6): 443-4.

6. Dhingra R, Taranikanti V, Kumar R (2006): Plastination: teaching aids in anatomy revisited. Natl Med J India, 19(3): 171.

7. Elnady FA (2016). The Elnady Technique: an innovative, new method for tissue preservation. ALTEX, 33(3): 237-42.

8. Hostler D (2001). Plastination: an innovative approach to preserving anatomical specimens and teaching anatomy to EMS personnel. JEMS, 26(12): 36-43.

9. Jones DG (2002). Re-inventing anatomy: the impact of plastination on how we see the human body. Clin Anat, 15(6): 436-40.

10. Jones DG, Whitaker MI (2009). Engaging with plastination and the Body Worlds phenomenon: a cultural and intellectual challenge for anatomists. Clin Anat. 22(6):770-6.

11. Latorre R, Gracía-Sanz MP, Moreno M (2007). How useful is plastination in learning anatomy?. J Vet Med Educ, 34(2): 172-6.

12. Latorre R, Henry RW (2007b). Polyester plastination of biological tissue: P40 technique for body slices. J Plastination, 22: 69-77.

13. Latorre R, Bainbridge D, Tavernor A (2016). Platination in Anatomy Learning: an experience at Cambridge University. J Vet Med Educ, 43(3): 226-234.

14. Leiberich P, Loew T, Tritt K (2006). Body worlds exhibition: visitor attitudes and emotions. Ann Anat, 188(6): 567-73.

15. Marks DL, Chaney EJ, Boppart SA (2008). Plastinated tissue samples as three-dimensional models for optical instrument characterization. Opt Express, 16(20): 16272-83.

16. Menaka R, Chaurasia S (2015). Utilization of formalin-embalmed specimens under eco-friendly conditions by advanced plastination technique. Int J Anat Res, 3(2): 1111-13.

17. Miklosová M, Miklos V (2004). Plastination with silicone method S 10: monitoring and analysis causes of failure. Biomed Med Fac Univ, 148(2): 237-8.

18. O'Sullivan E, Mitchell BS (1995). Plastination for gross anatomy teaching using low cost equipment. Surg Radiol Anat, 17(3): 277-81.

19. Ottone NE, Cirigliano V, Bianchi HF (2015). New contributions to the development of a plastination technique at room temperature with silicone. Anat Sci Int, 90(2): 126-35.

20. Pandit S, Kumar S, Mishra BK (2015). Comparative study of anatomical specimens using plastination by araldite HY103, polypropylene resin, 6170H19 Orthocryl and silicone: a qualitative study. Med J arm Forces India, 71(3): 246-53.

21. Pashaei S (2010). A brief review of the history, methods and applications of plastination. Int J Morphol, 28(4): 1075-1079.

22. Priya K, Lama S, Magar A (2007). Plastination: an unrevealed art in the medical science. KUMJ, 5(1): 139-41.

23. Rabiei AA, Esfandiary E, Hajian M (2014). Plastination of decalcified bone by a new resin technique. Adv Biomed Res, 3:18.

24. Ravi SB, Bhat VM (2011). Plastination: a novel, innovative teaching adjunct in oral pathology. J Oral Maxillofac Pathol, 15(2): 133-7.

25. Ravikumar C (2014). Plastination. J Pharm Sci Res, 6(8): 271-273.

26. Reina F, Rodríguez A, Doménech JM (2004). Setting up a plastination laboratory at the Faculty of Medicine of the Autonomous University of Barcelona. Eur J Anat, 8(1): 1-6.

27. Riederer BM (2014). Plastination and its importance in teaching anatomy: critical points for long-term preservation of human tissue. J Anat, 224(3): 309-15.

28. Sargon M, Tatar I (2014). Plastination: basic principles and methodology. Anatomy, 8: 13-18.

29. Sivrev D, Miklosova M, Georgieva A (2005). Modern day plastination techniques; successor of ancient embalmment methods. Trak J Sci, 3(3): 48-51.

30. Shanthi P, Singh RR, Gibikote S (2015). Comparison of CT numbers of organs before and after plastination using standard S-10 technique. Clin Anat, 28(4): 431-35.

31. Singh O, Mishra BK, Pandit S (2013). Plastination, a promising method for preserving biological specimens: a review. Int J Sci Res Pub, 3(6): 1-7.

32. Soal S, Pollard M, Burland G (2010). Rapid ultrathin slice plastination of embalmed specimens with minimal tissue loss. Clin Anat, 23(5): 539-44.

33. Sora MC, Matusz P (2010). General considerations regarding the thin slice plastination technique. Clin Anat, 23(6): 734-6.

34. Steinke H, Spanel K (2006): Coloured plastinates. Ann Anat, 188(2): 177-82.

35. Steinke H, Rabi S, Saito T (2008). Light-weigth plastination. Ann Anat, 190(5): 428-31.

36. Suganti J, Francis D (2012). Plastination using standard S-10 technique: our experience in Christian Medical College in Vellore. J Anat Soc India, 61(1): 44-47.

37. Von Hagens G, Bickley HC, Townsend FM (1981). An improved method for the preservation of teaching specimens. Arch Pathol Lab Med, 105(12): 674-6.

38. Von Hagens G, Tiedemann K, Kriz W (1987). The current potential of plastination. Anat Embryol, 175(4): 411-21.

39. Wetz FJ (2000). Death is only a problem for the living: human dignity and plastination. Ann Anat, 182(4): 385-91.

CPSIA information can be obtained
at www.ICGtesting.com
Printed in the USA
BVHW032306230719
554224BV00005B/66/P

9 781506 529479